Verena Zemme

Gut sehen – ein Leben lang

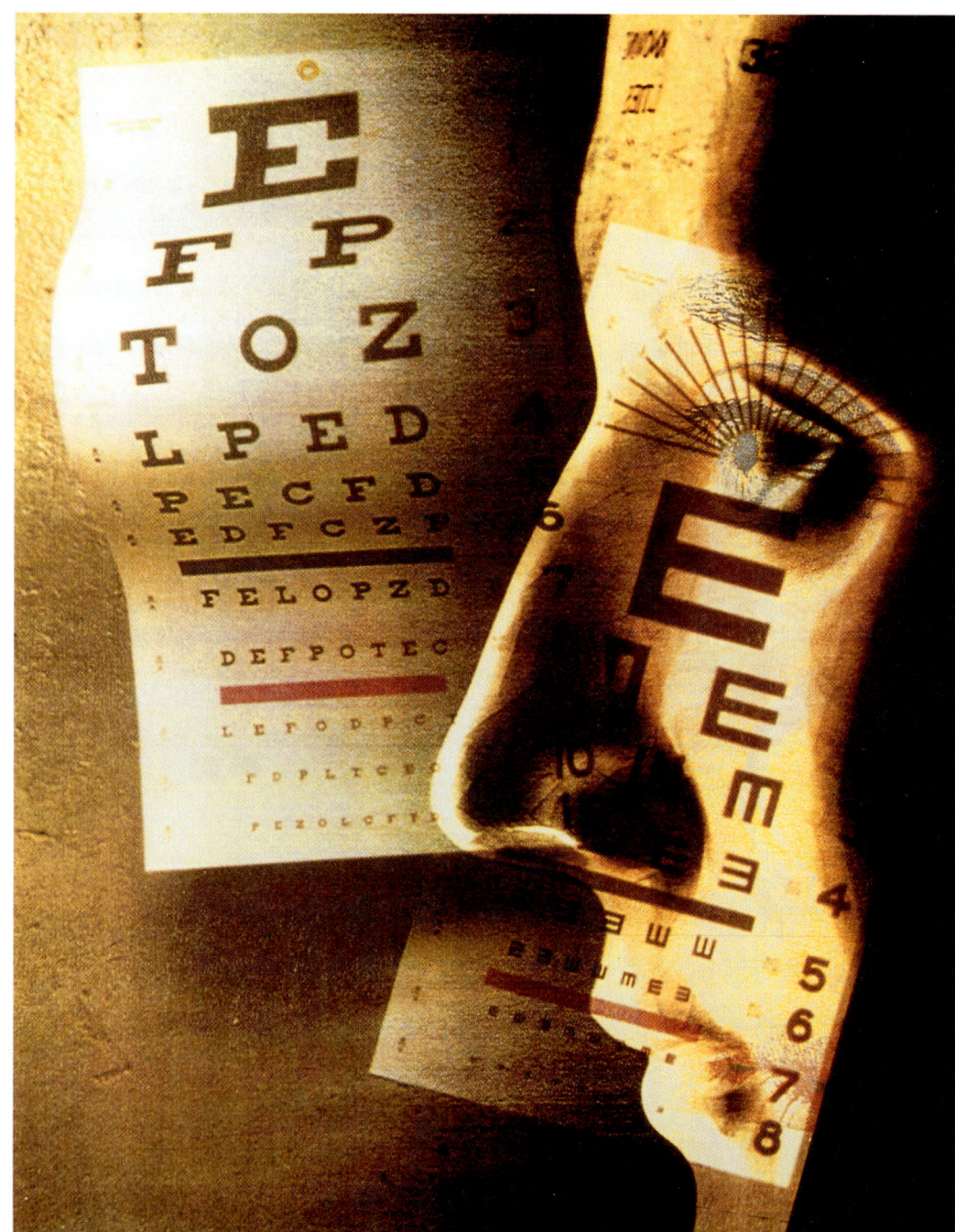

Verena Zemme

Gut sehen – ein Leben lang

Wie Sie Ihre Sehkraft spielend leicht verbessern

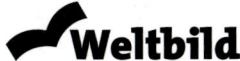

Inhalt

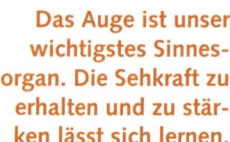

**Das Auge ist unser
wichtigstes Sinnes-
organ. Die Sehkraft zu
erhalten und zu stär-
ken lässt sich lernen.**

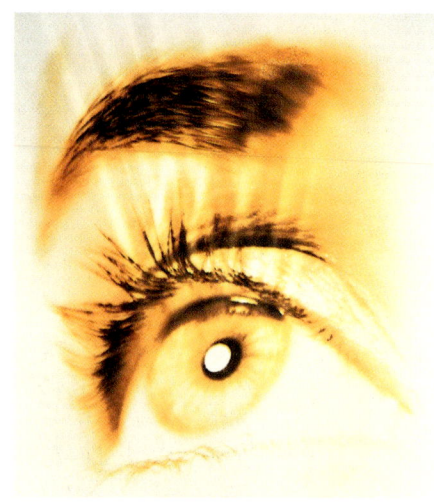

Gesunde Augen steigern die Lebensqualität.

Die neun Grundprogramme zur Augenbehandlung in der Praxis bieten wahrscheinlich jedem die für ihn passende Methode.

In der heutigen Zeit sind vor allem Menschen von Augenproblemen betroffen, die mit Computern, also vor dem Bildschirm, arbeiten.

Gesund mit den Kräften der Natur 106

Sonne, Wasser, Ernährung und Akupressur sind vier Möglichkeiten, sich die Kräfte der Natur dienstbar zu machen. Sie helfen bei Problemen sowie bei der Gesunderhaltung der Augen.

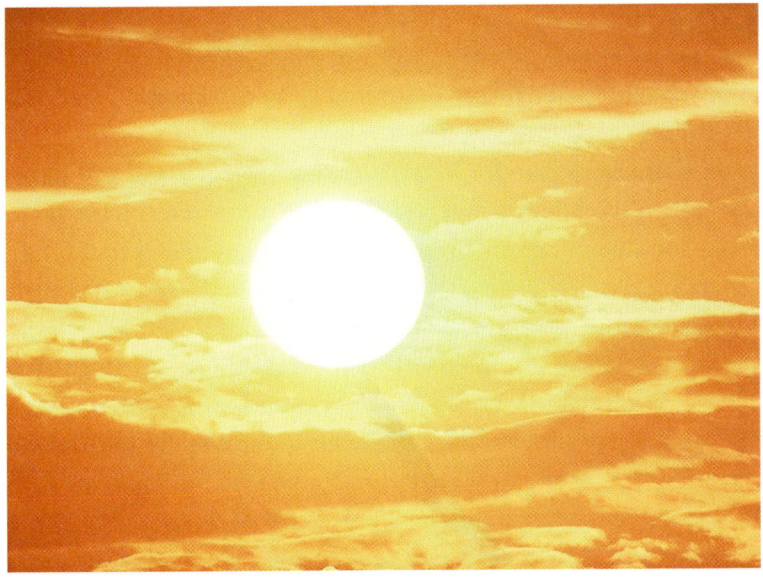

Die Belastungen des Alltags, die zu überanstrengten und müden Augen führen, lassen sich durch regelmäßige Augenübungen kompensieren.

Vorwort

Es ist etwa 20 Jahre her, seit ich zum ersten Mal mit Heilmitteln für die Augen in Berührung kam, die in der heutigen Schulmedizin nicht (mehr) gebräuchlich sind.

Ich studierte damals noch und beschäftigte mich im Rahmen meiner Abschlussarbeit im Fach Alte Geschichte intensiv mit der antiken Augenheilkunde, ganze Wochen damit verbringend, die Unterschiede zwischen alten und modernen Therapien von Augenleiden zu untersuchen. Für gewöhnlich las und tippte ich bis tief in die Nacht, als ich merkte, dass meine Augen nach der Arbeit nicht mehr ganz in Ordnung waren. Sie brannten, fühlten sich trocken an; oft kamen leichte Kopfschmerzen dazu und ein bleiernes Gefühl von Müdigkeit im Kopf.

Die Volksmedizin kennt eine Reihe bewährter Heilkräuter für die Augen, wie Augentrost, Kornblume, Eichenrinde oder Hahnenfuß.

Dann stieß ich bei meinen Forschungen darauf, dass die Ärzte in der Antike bei Entzündungen der Augen einige Bestandteile für die Herstellung von Kollyrien, also von Augenheilmitteln in Pastenform, häufiger verwendeten als andere Mittel.

Diese antike »Hitliste« bestand aus folgenden sechs Bausteinen:

➤ Drei Substanzen mit adstringierender, also »zusammenziehender« Wirkung: cadmia (ein Zinkoxyd), Safran und Myrrhe

➤ Zwei Substanzen mit einer gewissen Reizwirkung: Pfeffer und aes ustum (geglühtes Kupfer)

➤ Ein schmerzstillendes Mittel: Opium

Gründlich wie ich bin, machte ich eine Art Selbstversuch, um zu sehen, ob diese uralten Heilmittel irgendetwas bewirkten.

Ich nahm von den Substanzen, was ich zur Hand hatte – also Pfefferkörner und Safran, ersetzte Myrrhe durch Rosenblätter und nahm anstelle der Eisen-Kupfer-Zink-Verbindung ein Stückchen Kupfer. Nach Gefühl gab ich jeweils ein wenig der Zutaten in eine Teekanne, goss alles auf, ließ es ziehen und füllte die Flüssigkeit, nachdem ich sie abgeseiht hatte, in ein kleines Schnapsglas.

In diesem Glas mit der warmen Flüssigkeit badete ich meine Augen (wie das geht, erfahren Sie auf Seite 110). Es war ein schönes Erlebnis zu fühlen, wie sich die Augen sofort erholten. Das Brennen war vorbei und kam danach längere Zeit nicht wieder. Das Überraschendste aber war, dass ich deutlich den Eindruck hatte, dass sich meine Augen »entspannten«. Ich kam mir ein wenig lächerlich vor – seit wann sind Augen verspannt? Aber ich hatte die Entspannung und auch die Erholung definitiv gespürt. Seither benütze ich dieses Augenwasser etwa einmal im Monat.

■ Was können Sie für Ihre Augen tun?

Wenn auch Sie Ihren müden und überanstrengten Augen etwas Gutes tun möchten, wenn Sie unter Sehstörungen wie Kurz- oder Weitsichtigkeit leiden oder einfach Ihre Sehkraft trainieren und erhalten möchten, dann finden Sie in diesem Buch erprobte Hilfe. Möglicherweise stehen Sie dabei dem Thema »Augenübungen« ein wenig skeptisch gegenüber und fragen sich, wie ein bestehender Sehfehler oder wie eine bestehende Erkrankung der Augen durch Übungen, die jeder zu Hause machen kann, ausgeglichen werden können. Natürlich wäre es unseriös zu behaupten, dass Augenerkrankungen wie der Grüne und der Graue Star durch einige Übungen oder eine passende Diät beseitigt werden können. Aber es gibt selbst in diesen Fällen immer wieder Hoffnung durch Beispiele, in denen jemand durch Arbeit an sich selbst die Beschwerden mildern konnte. Anregungen und Hinweise für den Krankheitsfall können Sie ab Seite 117 nachlesen.

Sie werden sehen, dass wir für Sie nicht nur Körperübungen zusammengestellt haben. Wir bieten Ihnen vielmehr einen ganzheitlichen Ratgeber, in dem Sie sich aus den unterschiedlichsten Bereichen die Anregungen herausgreifen können, die für Sie persönlich wichtig sind. Sie werden also Körperübungen finden, aber auch Visualisierungsübungen, Hinweise auf Ernährung, Heilpflanzen, die Ihnen mit ihrer natürlichen Kraft helfen, Wasseranwendungen – und Hinweise für die Arbeit im seelisch-geistigen Bereich. Denn Sehen ist nicht nur von der organischen Beschaffenheit der Augen abhängig. Es ist ein höchst komplexer Vorgang, der den ganzen Menschen betrifft.

Für die Behandlung von schweren Augenleiden, die in die Hände kompetenter Fachärzte gehören, können wir nur ergänzende Heilweisen anbieten.

Der Schwerpunkt dieses Ratgebers liegt auf Übungen für jeden, der die Sehkraft seiner Augen trainieren und erhalten will.

Das Auge – ein besonderes Organ

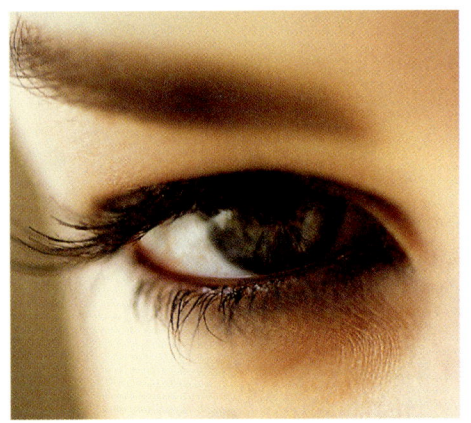

Wir sehen einem Menschen, den wir treffen, als Erstes in die Augen. Sie spiegeln seine Gefühle und drücken seine Stimmungen aus. Sie sind unsere wichtigste Quelle für Informationen aus der Umgebung. Nicht verwunderlich also, dass die Augen immer im Zentrum des Interesses standen, wenn es darum ging, mehr über den Menschen zu erfahren. Da wir über die Augen in so engem Kontakt mit unserer Umwelt stehen, sind sie für Mediziner, Psychiater und Neurologen ein wichtiges Forschungsobjekt. Wir wollen mit Ihnen in diesem Kapitel einen Streifzug durch die Geschichte dieser Forschungen machen und unsere besondere Aufmerksamkeit auf einige Erkenntnisse jüngeren Datums richten.

Augen: Fenster nach innen – Fenster zur Welt.

Der lange Weg der Augenheilkunde

Es ist schon seit uralten Zeiten das Bestreben der Menschen, das Augenlicht auf ewig zu bewahren.

Die gute Sehkraft der Augen ein Leben lang zu erhalten, ist ein Anliegen, das Menschen schon immer bewegt hat. Ob bei der Jagd, der Ernte oder im Kriegsgetümmel, von der Schärfe der Augen hing stets viel ab. Doch früheren Generationen war der Gedanke, die Sehkraft bewusst zu stärken, solange die Augen noch gut waren, fremd. Sicher trugen Berufsgruppen wie etwa Seeleute oder Schäfer traditionell Ohrringe, um die Augen zu schärfen. Doch auch wenn man zu Recht vermutet, dass sie es taten, weil im Ohrläppchen ein Akupunkturpunkt für die Augen liegt, war ihr Tun eher instinktiv als wissenschaftlich begründet. In der Regel wurden Menschen für ihre Augen erst aktiv, wenn die Sehkraft dramatisch nachließ – sei es durch Alter, Krankheit oder Verletzung –, und suchten dann Hilfe beim Augenarzt.

Die ältesten Heilbücher der Welt

Schon früh hatte sich die Augenheilkunde (Ophtalmologie) als ein eigener Teil der Medizin mit einer speziellen Ausbildung etabliert. Das liegt sicher auch daran, dass die Behandlung dieser empfindlichen Sinnesorgane dem Arzt ein besonderes Fingerspitzengefühl abverlangt. Die beiden ältesten bisher entdeckten Aufzeichnungen zur Heilkunde der Augen stammen aus Ägypten. Der spätestens 1600 v. Chr. entstandene Edwin Smith Surgical Papyrus scheint Teil einer Vorlesung über Augenheilkunde zu sein, denn er ist im Stil eines mündlichen Vortrags abgefasst. Der zweite in Ägypten gefundene Papyrus mit medizinischem Inhalt, der berühmte Papyrus Ebers, ist vermutlich fast 4000 Jahre alt. Man nimmt an, dass er im 18. Jahrhundert v. Chr. entstanden ist, also in der Epoche, in der Pharaonen wie Echnaton und seine Frau Nofretete regierten und in der sich die Ägypter nach 255-jähriger Fremdherrschaft für die Erneuerung des ägyptischen Wissens einsetzten und ihre alten Überlieferungen systematisch aufzeichnen ließen.

Der Papyrus Ebers, den man zu Recht als das älteste Medizinbuch der Welt bezeichnen kann, enthält Vorschriften für die Behandlung von inneren und äußeren Krankheiten sowie von Frauen- und Augenleiden, die übrigens bis heute von den Heilpraktikern noch sehr ähnlich therapiert werden. Unter den 40 im Papyrus Ebers genannten Augenkrankheiten finden sich beispielsweise viele Bindehauterkrankungen.

■ Ägyptische Auffassung von den Augen

Interessant ist, dass schon die Ägypter annahmen, es bestehe eine direkte Beziehung zwischen dem Herzen – als Zentrum dessen, was uns bewegt – und den Augen. Sie erklärten das rein »organisch« so, dass vom Herzen aus zwei Kanäle Blut und Wasser zu den Augen bringen und dass Krankheiten entstehen, wenn diese Zufuhr behindert ist. Heute weiß man, dass tatsächlich einige organische Erkrankungen der Augen Folge einer Störung des Kammerwasserzuflusses sind.

Alle Naturvölker kannten Heilkräuter für Auflagen, Kompressen und Augenspülungen, deren Rezepte über die Generationen weitergereicht wurden.

Wenn wir auch heute eine viel genauere Vorstellung vom Sehvorgang und den Zusammenhängen zwischen den Sinnesorganen und dem Gehirn haben, so ist es doch bemerkenswert, dass die Augen hier als Teil eines größeren Systems erkannt wurden.

Eine wichtige Erkenntnis des Hippokrates (460–377 v. Chr.) war, dass die Selbstheilungskräfte des Körpers aktiviert werden müssen, um einen Behandlungserfolg zu erzielen.

■ Die griechische Augenheilkunde

Den geistigen Fortschritt der griechischen Medizin begründete der große Priesterarzt Hippokrates mit seiner Erkenntnis, dass Krankheiten einen bestimmten prozesshaften Verlauf nehmen. Er legte die Grundlage für den Hippokratischen Korpus, ein nach ihm benanntes Sammelwerk der frühen griechischen Medizin. Auch waren die griechischen Ärzte gute Psychologen, was eine Stelle aus den Weihinschriften des Aesculap-Heiligtums auf Kos, an dem Hippokrates wirkte, belegt:

»Ambrosia aus Athen, auf einem Auge blind. Sie kam hilfesuchend zum Gotte, aber beim Umhergehen im Heiligtum spottete sie über manche Heilberichte. Es sei unglaublich und unmöglich, dass Lahme und Blinde durch bloßes Träumen gesund werden könnten. Aber im Schlaf hatte sie einen Traum. Es däuchte ihr, der Gott trete neben sie und verspreche ihr, sie gesund zu machen. Nur müsse sie als Lohn ein Weihegeschenk zum Andenken an den Tempel stiften, und zwar ein silbernes Schwein zum Andenken an ihre Dummheit. Nach solcher Rede habe er ihr das kranke Auge mit einem Messer geritzt und ein Heilmittel eingeträufelt. Als es Tag geworden war, ging sie gesund von dannen.«

Spezialisierung im Römischen Reich und im Mittelalter

Während die griechischen Ärzte noch einen hohen gesellschaftlichen Status innehatten, sank der Beruf des Arztes im Römischen Reich in die Kategorie Handwerker ab. Obwohl es Ausnahmen von dieser Regel gab, herausragende Mediziner, die ihre Wissenschaft weiter voranbrachten wie der große Galen, Leibarzt des Kaisers Marc Aurel, bestand das Gros der Ärzte im Römischen Reich aus Freigelassenen, also aus ehemaligen Sklaven, die ihr Wissen in mehr oder weniger seriösen Kursen gelernt hatten. Einige von ihnen zogen zu Beginn des ersten Jahrhunderts als Augenärzte durch die westlichen Provinzen Gallien, Germanien und Britannien und behandelten die Bevölkerung mit gepressten Salben

Auch der rein mechanische Behandlungsansatz nach dem Motto »Man nehme dieses Pülverchen und werde gesund« hat bis heute viele Anhänger in allen Schichten der Gesellschaft.

(Kollyrien), die allerdings nach dem medizinischen Wissen der damaligen Zeit hergestellt wurden. Man kann ihre Spuren heute anhand der etwa 200 kleinen Stempel nachweisen, mit denen sie ihre Kollyrien markierten. Vermutlich entwickelte sich aus dieser Tradition die Abspaltung der Augenärzte im Mittelalter und der Starstecher, die ebenfalls als Wanderärzte durch die Lande zogen und einen eigenen Berufszweig bildeten.

Wissenschaftlicher Denkansatz in der Neuzeit

Erst nach und nach eroberten sich die Ärzte im Lauf des ausgehenden Mittelalters und zu Beginn der Neuzeit einen neuen Ruf und bessere Arbeitsbedingungen.

Spätestens seitdem man die Medizin nicht mehr als Geistes-, sondern als Naturwissenschaft betrachtet, steht sie – unter völlig anderen Voraussetzungen – auf höherm Niveau. Sie verfügt heute über unbestechliche Apparate, die neutrale und vergleichbare Daten liefern. Die Entdeckung der Röntgenstrahlen, die Nutzung von aufzeichenbaren elektronischen Impulsen oder spezifische Entwicklungen wie der Augenspiegel haben dazu geführt, dass der Zustand eines Patienten durch gründliche Untersuchungen mit Hilfe von Röntgenapparaten, EKG, EEG oder mit neuen Techni-

Vor allem die ausgefeilteren Diagnosemöglichkeiten haben die Augenheilkunde weitergebracht, da man heute schwere Erkrankungen frühzeitig erkennen und ihre Entwicklung teilweise aufhalten kann.

Was die Augenheilkunde den Naturwissenschaften verdankt

- Wissen über Bau und Funktion des Auges
- Erklärung optischer Phänomene
- Entwicklung des Augenspiegels als wichtiges Gerät für die Diagnose
- Präzise Untersuchungsmethoden
- Schnell wirksame Medikamente wie Cortisonsalben oder Antibiotika
- Nahezu perfekt angepasste Sehhilfen wie Brillen und Kontaktlinsen
- Hochmoderne Operationsverfahren mit Lasertechnik, z. B. bei Netzhautablösung

ken wie der Kernspintomographie sehr rasch erfasst werden kann. Von all diesen Entwicklungen blieb die Augenheilkunde nicht unberührt. So wurden die optischen Phänomene erkannt und verstanden, die erklärten, warum der Mensch überhaupt sieht. Auch die Entdeckungen, dass eine Linse das Licht brechen kann oder dass Licht aus verschiedenen Farben besteht, sind wissenschaftliche Errungenschaften der letzten 300 Jahre – ebenso wie die Kenntnis über den exakten Bau und die Funktionen des Auges. Durch dieses medizinische Wissen, auf das wir später noch genauer eingehen werden (→ Seite 22), kennen die Augenärzte unser wichtigstes Sinnesorgan heute sehr gut und können Erkrankungen oder Fehlsichtigkeiten in vorher nie gekanntem Maße ausgleichen.

Wir sehen nicht nur mit den Augen

Die Augen versorgen uns mit Informationen über Gegenstände, Menschen, Bewegungen, Farben und Formen und geben uns eine bildhafte Vorstellung von dem, was wir lesen oder lernen. Damit sind die Augen das wichtigste Sinnesorgan.

Trotz dieser offensichtlichen Erfolge erleben wir einen tiefgreifenden Wandel in der Einstellung zum Arzt und Mediziner. Denn in jüngster Zeit wird das, was man gemeinhin als Schulmedizin bezeichnet, durch ein Denken erweitert, das einen lange vergessenen Aspekt des Heilens aufgreift – die ganzheitliche Betrachtungsweise. Forschungen, vor allem in den Bereichen der Psychologie sowie der Gehirn- und Nervenheilkunde (Neurologie), haben die bisherigen Kenntnisse über den Sehvorgang ungeheuer erweitert. Wir wissen heute, dass Sehen nicht nur von der anatomischen Beschaffenheit der Augen abhängt. Es ist ein höchst lebendiger Vorgang, der den ganzen Menschen, seine Denkprozesse, sein Fühlen und Erleben einbezieht.

Psychosomatische Zusammenhänge

Schon in der griechischen Antike wusste man, dass der Mensch ein komplexes Lebewesen ist, in dem ständig körperliche und geistig-seelische Prozesse ablaufen, die miteinander in engster Verbindung stehen. Was damals noch durch reines Nachdenken und Philosophieren erfasst wurde, können wir heute wissenschaftlich erklären. In Versuchsreihen wurde nachgewiesen, dass wir Menschen nicht einen Satz aussprechen, ohne dass unser Körper reagiert. Je nachdem, welche Gefühle ein Wort in uns erzeugt, entspannen oder verspannen wir uns. Der Körper ist wie ein Instrument, das unsere Emotionen mit Veränderungen begleitet. Während einer Stunde erleben wir Hunderte von feinst abgestimmten seelisch-geistigen Reaktionen und sie alle finden ihren Widerhall im Körper.

Den faszinierenden Zusammenhängen zwischen unserem Erleben, Krankheit und Gesundheit ist ein ganzer Zweig der Medizin auf der Spur, die Psychosomatik. Allgemein bekannt ist, dass Herz- und Kreislauferkrankungen oder Probleme im Magen-Darm-Bereich oft eine körperliche Reaktion auf Stress und Depressionen darstellen. Das Wissen, dass auch die Augen auf seelische Belastungen reagieren können, ist dagegen noch nicht sehr weit verbreitet.

Hormonproduktion und Blutdruck, Muskel- und Hautreaktionen zeigen, ob uns etwas beruhigt oder aufregt, freut oder kalt lässt, nichts oder viel bedeutet, unter Stress setzt oder ängstigt.

Augen und Kommunikation

Das Sehen ist eine unserer vitalsten Lebensfunktionen. Etwa zwei Drittel aller Informationen aus der Welt um uns herum erhalten wir über die Augen. Über die Augen nehmen wir auch direkten Kontakt zu unseren Mitmenschen auf. Wir wissen heute, dass nur etwa drei Prozent der Mitteilungen, die wir Menschen einander machen, über die gesprochene Sprache weitergegeben werden. Zu 97 Prozent kommunizieren wir über körpersprachliche Signale miteinander. Wir sehen die Reaktionen unseres Gesprächspartners wie ein leichtes Runzeln der Stirn, ein interessiertes Hochziehen der Augenbrauen, ein ironisches Lächeln – und ziehen daraus unsere Schlüsse. So wie uns vor allem die Augen vor Gefahren in der Umgebung warnen, indem sie uns z. B. ein heranjagendes Auto erkennen lassen, so zeigen sie uns auch Unmut, Zuneigung oder Ablehnung, die ein Gesprächspartner mit subtilen Bewegungen signalisiert.

Es sind visuelle Eindrücke, die uns emotional am meisten bewegen. Schon in der Bibel steht: »Das Auge gibt dem Körper Licht. Wenn Dein Auge gesund ist, dann wird Dein ganzer Körper hell sein (Mt 6,22).«

Die Erkenntnisse des Dr. Bates

Der US-amerikanische Arzt William Horatio Bates (1860–1931) spezialisierte sich auf die Augenheilkunde und eröffnete eine eigene Praxis. Im Laufe seiner langjährigen Arbeit mit Patienten begann er sich Gedanken über Sinn und Unsinn der Brille zu machen. Er wollte nicht hinnehmen, dass die Behandlung beispielsweise der Weitsichtigkeit damit beendet war, dass man eine an die Sehstörung angepasste Brille verschrieb. Im besten Fall korrigiert eine Brille den Sehfehler, aber sie kann ihn nicht heilen. Im Gegenteil: Wer mit dem Tragen einer Brille begonnen hat, braucht in der Regel im Lauf der Jahre immer stärkere Gläser.

Aufgrund dieser Einsicht versuchte Dr. Bates einen Heilansatz zu finden, der Sehstörungen tatsächlich heilen oder zumindest bessern sollte. Er entwickelte ein Basisprogramm zur allgemeinen Kräftigung des Körpers, das in erster Linie aus Entspannungsübungen und richtiger Diät bestand. Bahnbrechend an dieser Idee war, dass Dr. Bates bei seiner Behandlung nicht mehr nur auf die Augen »starrte«. Er begann, den Gesundheitszustand des ganzen Körpers zu verbessern, um die Augen zu heilen, weil er begriffen hatte, dass die Augen in das Gesamtgeschehen im Körper einge-

Dr. William Horatio Bates war ein Verfechter der Theorie, dass man Sehschwächen und -leiden heilen und nicht nur mittels einer Brille verbessern kann.

Durch richtiges Essen können Sie über den Gesundheitszustand des ganzen Körpers auch Ihre Augen stärken.

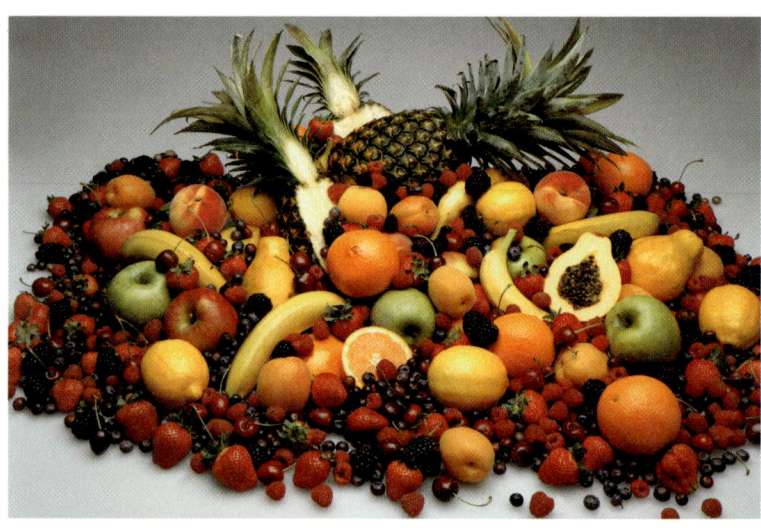

bunden sind. Er hatte festgestellt, dass ein Patient, der an Körper, Geist und Seele erschöpft ist, schlechter sieht als ein Mensch, der topfit ist.

■ Mit einfachen Mitteln

So begann Dr. Bates die Behandlung seiner Patienten damit, ihre Muskeln zu entspannen, die Durchblutung im ganzen Körper zu erhöhen und die Versorgung des Organismus mit Nährstoffen zu verbessern. Wichtigster Bestandteil des Programms waren jedoch seine speziell entwickelten Augenübungen. Dr. Bates nahm an, dass die Muskeln eines Auges, das aufgrund einer seelischen und körperlichen Anspannung über lange Zeit nicht ausreichend bewegt wird, sich verhärten und verkürzen. Seine Augenübungen dienten dazu, die Augenmuskulatur zu entspannen, das Sehen selbst zu entkrampfen und das Sehfeld zu vergrößern. Schließlich wagte er sich daran, Weit- und Kurzsichtige mit den Übungen zu behandeln. Obwohl Dr. Bates mit seiner Methode in der eigenen Praxis sehr erfolgreich war, wurden seine Ideen von der etablierten Schulmedizin damals nicht anerkannt.

Heute sind seine Übungen wie das Palmieren, seine Anleitungen zum Fokussieren oder zum Akkommodieren, die Sie alle in unseren Grundprogrammen ab Seite 60 kennen lernen werden, ein unverzichtbarer Teil der modernen Augenschule.

Sehen und Psyche

Die früheste Kindheit ist eine Zeit gewaltiger Fortschritte. Innerhalb der ersten Wochen und Monate entwickelt sich das Baby so ungeheuer schnell, dass jede Woche wie ein Entwicklungsschub wirkt. In dieser Zeit der höchsten Dynamik der menschlichen Entfaltung werden viele der visuellen Eindrücke, die das Baby erhält, zunächst noch nicht verarbeitet. Die aufgenommenen Bilder sinken sozusagen ins Unterbewusstsein ab und kehren später in irgendeiner Form zurück. Man nimmt an, dass innere Bilder in Träumen und Fantasien, die uns ein Leben lang begleiten, aus dem Stoff dieser ersten Eindrücke gemacht sind.

Das einfache Motto der Übungen ist: Jeder kann etwas für die Gesunderhaltung seiner Augen tun.

Schwerpunkte sind die Entspannung gestresster Augen, die Verbesserung von Sehstörungen und eine größere Unabhängigkeit von der Brille.

Was wir der Psychoanalyse verdanken

■ Die Möglichkeit, Sehstörungen als Folge psychischer Probleme zu erkennen

■ Die Möglichkeit, an uns selbst zu arbeiten und Blockaden zu lösen

■ Die Erkenntnis, dass wir selbst aktiv werden können für die Verbesserung unserer

Wahrnehmung (dabei helfen Ihnen beispielsweise unsere Übungen)

■ Die Freiheit zu entscheiden, ob man die Sehschwäche einfach als »Schutzschild« behalten möchte

■ Eine Stärkung des allgemeinen Wohlbefindens

Einige Psychologen vertreten die Auffassung, dass wir es selbst in der Hand haben, unsere seelisch-geistige Einstellung zu verändern und so zu gestalten, dass wir den Tatsachen besser »ins Auge sehen« können.

Nun ist es so, dass seelisch stabile Menschen diese auftauchenden Erinnerungen richtig einordnen und problemlos verkraften können. Wer aber in einer Welt voller Konflikte lebt, kann die Bilder aus seinem Unterbewusstsein nicht ohne weiteres verarbeiten. Es entstehen Blockaden, aus denen sich mehr oder weniger ernste (Seh-)Störungen entwickeln können. Der erste, der diese Verdrängungsprozesse, wie er sie nannte, aufdeckte, war Dr. med. Wilhelm Reich (→ Seite 20). Weitere Erklärungsansätze von Sehfehlern in Zusammenhang mit der Psyche folgten von Seiten verschiedener Psychotherapeuten, Neurologen und Augenärzte.

■ Merkmale der Weitsichtigkeit

Rein organisch wird die Weitsichtigkeit (Hyperopie) dadurch erklärt, dass das Auge insgesamt zu »kurz« gebaut ist. Es gibt auch Fälle, in denen zwar das Auge lang genug wäre, die Brechkraft der Linse aber zu gering ist (→ Seite 27). In beiden Fällen wird das Bild, das wir sehen, hinter der Netzhaut des Auges empfangen. Damit kann der Weitsichtige alles, was weit von ihm entfernt ist, gut sehen. In der Nähe aber erscheint alles verschwommen. In den USA, in denen das moderne Augentraining sehr weit verbreitet ist, hat man eine Typologie der Weitsichtigen aufgestellt. Selbst wenn die Punkte nicht alle und nicht für jeden zutreffen, ist die Tendenz offenbar die, dass weitsichtige Menschen etwas Kriegerisches an sich haben. Das merkt man schon an ihrer Haltung, die oft betont aufrecht ist. Meist erheben sie den Kopf noch ein wenig, um besser in die Ferne sehen zu können. Sie wirken, als würden sie mit ihren Blicken ständig den Horizont absuchen. Auch innerlich sind sie immer auf dem Sprung, etwas Großes zu unternehmen. Organisation im großen Stil, überhaupt alles Zukünftige scheint ihnen mehr zu liegen als die eingehende Beschäftigung mit sachlichen Details – oder mit den Gefühlen anderer Menschen.

Theoretisch können Weitsichtige zwar für kurze Zeit auch in der Nähe gut sehen, die dafür nötige Anspannung der Augenmuskeln führt jedoch rasch zur Ermüdung.

■ Merkmale der Kurzsichtigkeit

Ganz anders der Kurzsichtige! Bei ihm ist der Augapfel zu lang gebaut oder die Brechkraft der Linse zu stark. Beides bewirkt, dass kurzsichtige Augen die Dinge, die sie sehen, vor der Netzhaut abbilden. Gegenstände in der Nähe erkennen Kurzsichtige gut, in der Ferne sehen sie unscharf.

Dr. Bates erklärte die Kurzsichtigkeit (Myopie) übrigens auch damit, dass die Spannung der vier Augenmuskeln, die den Augapfel halten oder hin- und herbewegen, dauerhaft zu hoch ist und die Muskeln sich durch diese Fehlhaltung verkürzen. Die zu kurzen Augenmuskeln halten die Linse in einer so ungünstigen Position, dass die Bilder vor der Netzhaut enstehen.

Kurzsichtige Menschen sind häufig ihrer Anlage nach dem Nahen zugeneigt. Sie lieben die kleinen Dinge und ordnen gern. Der Gedanke an die Zukunft ist ihnen unbehaglich. Alles, was zu stark in Bewegung ist oder den Anschein von wildem Chaos erweckt, mag sie bei anderen Menschen faszinieren, aber wenn es in ihren Alltag einbricht, werden sie sich zurückziehen.

Die typische Geste der Kurzsichtigen ist das Zusammenkneifen der Augen, um eine bessere Akkommodationsleistung zu erzielen, also die Augen schärfer einzustellen.

■ Merkmale des Schielens

Zum Schielen gibt es eine sehr interessante Theorie. Der deutsche Augenarzt Dr. med. Wolfgang Schultz-Zehen meint, dass eine unglückliche oder neurotische Eltern-Kind-Beziehung zu diesem Augenfehler führen kann.

Seinen Untersuchungen zufolge trifft bei Menschen, die schielen, Folgendes zu:

Auge und Verdrängung

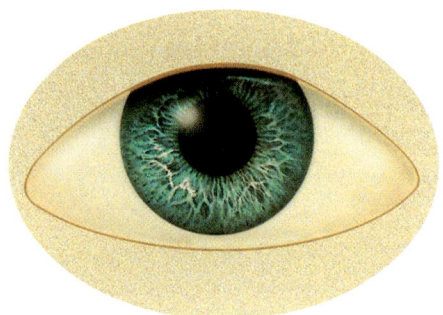

Der in Wien von Sigmund Freud ausgebildete Psychoanalytiker Dr. med. Wilhelm Reich (1897–1957) fand heraus, dass das Auge eines der wichtigsten »Verdrängungsorgane« des Menschen ist: Seelische Abwehrmechanismen können zu Sehstörungen führen, die alle letztendlich darauf zurückzuführen sind, dass man etwas nicht sehen oder erkennen will.

Je nach der Grundveranlagung eines Menschen wird er dann eher zur Weit-sichtigkeit, zur Nahsichtigkeit oder zum Schielen neigen. Er macht das gänzlich unbewusst, um den Ausschnitt, den er von der Welt erhält, so zu regulieren, dass er innerlich das, was er sieht, auch erträgt.

➤ Test:
Innere Konflikte und Sehstörungen

Vielleicht können Ihnen einige Fragen helfen, eigenen Verdrängungsmechanismen auf den Grund zu gehen.
In seinem Buch »Charakteranalyse« beschreibt Reich diesen Prozess sehr treffend: »Was man fühlt, ist nicht die Panzerung an sich, sondern nur die Verzerrung der Wahrnehmung des Lebens.« Wenn Sie also gesundheitliche Probleme mit den Augen haben oder an einer Sehstörung leiden, die Sie im Alltag

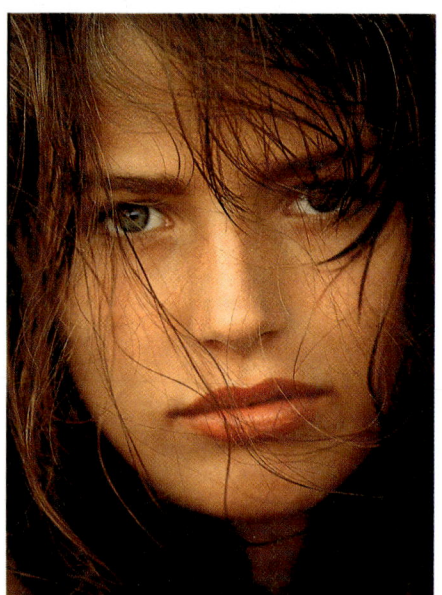

Das Gehirn kann objektive Sinneseindrücke verzerren.

stört, dann können Sie sich einmal fragen, ob eine dieser Verhaltensweisen auf Sie persönlich zutrifft:

■ Weigern Sie sich insgeheim, der Vergangenheit, Gegenwart oder Zukunft genau ins Auge zu sehen?

☐ Ja   ☐ Nein

■ Müssen Sie Tag für Tag etwas sehen, das Sie eigentlich nicht sehen wollen oder nicht mit ansehen können?

☐ Ja   ☐ Nein

■ Sind Sie gezwungen, in einer Situation zu leben, vor der Sie lieber die Augen verschließen als sie genau zu betrachten?

☐ Ja   ☐ Nein

■ Fällt es Ihnen schwer, die schönen Dinge des Lebens zu sehen?

☐ Ja   ☐ Nein

■ Mögen Sie vielleicht Ihrem eigenen Ich nicht ins Auge blicken?

☐ Ja   ☐ Nein

➤ Auflösung

Wenn Sie nur eine dieser Fragen mit Ja beantwortet haben, sollten Sie sich einmal mit einem Arzt oder Therapeuten unterhalten. Es kann sein, dass Sie etwas verdrängen. Mit Hilfe eines Fachmanns lassen sich Verdrängungsmechanismen, die im Unterbewusstsein ruhen, erkennen. Dann haben Sie eine Chance, dass eine Behandlung Ihre Sehprobleme lindert. Denn erst, wenn der Grund, aus dem Sie den Augenfehler »brauchten«, nicht mehr existiert, können Sie sich von der Krankheit – im wahrsten Sinn des Wortes – verabschieden.

Das Unterbewusste ist auch Thema moderner Bildwerke.

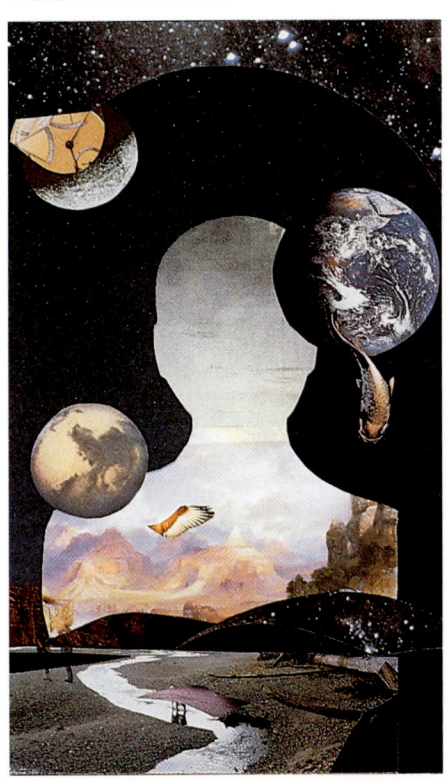

➤ Wenn das rechte Auge nicht gerade steht, gab oder gibt es häufig Probleme mit dem Vater.

➤ Beim linken Auge sind oft Konflikte mit der Mutter der eigentliche Auslöser.

Man spricht deshalb auch vom rechten Auge als dem Vaterauge, vom linken Auge als dem Mutterauge.

Wenn Sie dieses Thema bewegt und Sie die Zusammenhänge zwischen Sehschwächen und Psyche besser verstehen möchten, wenden Sie sich bitte an einen Psychotherapeuten, der Erfahrungen mit der Behandlung von Augenproblemen gesammelt hat.

Anatomie der Augen

Die Augen entwickeln sich schon sehr früh. Man kann bei einem 22 Tage alten Embryo bereits erste Vorformen erkennen – zwei flache Furchen, die auf beiden Seiten des Gehirns liegen.

In der weiteren Entwicklung verwandeln sich diese Furchen. Die Augenhöhlen sowie alle Teile des Augeninneren entstehen, und das Auge trennt sich bis auf zwei Bausteine vom Gehirn: Netzhaut und Sehnerv bleiben vorgelagerte Gehirnteile, die in den komplexen Bau des Auges integriert sind. Bei der Geburt ist das Auge so gut wie fertig. Bis zum achten Monat nach der Geburt entwickeln sich nur noch letzte Details der Linse, des Glaskörpers und der Augenmuskulatur. Ab dem dritten Lebensjahr hat das Auge seine endgültige Gestalt angenommen.

Der einzige Teil des Auges, der sich im Laufe des Lebens noch verändert, ist die Linse. Ihre Schichten wachsen weiter, was leider auch zu einer geringeren Beweglichkeit der Linse im Alter führt.

Das Auge eines Erwachsenen hat in etwa die Größe eines Golfballs, es wiegt durchschnittlich etwa 7,5 Gramm und ist im menschlichen Organismus eine einmalige Besonderheit. Während unser Körper bis auf einige Öffnungen von schützender Haut umgeben ist, liegt das Auge sozusagen frei. Nur wenn wir die Lider schließen, ist es bedeckt wie der Rest des Körpers. Doch die Natur hat das Auge gut geschützt. Es liegt in Fettgewebe eingebettet zu vier Fünftel unter dem harten Knochen des Schädeldaches, und die Augenbrauen halten einen Teil der Flüssigkeiten ab, die übers Gesicht rinnen – z. B. den salzhaltigen Schweiß, wenn wir schwitzen.

Das Auge setzt sich aus vier Komponenten zusammen:
➤ Den Hüllen, die es wie die Schalen einer Zwiebel umgeben
➤ Der Linse
➤ Dem Augeninneren
➤ Den Hilfsorganen

Drei wichtige Partner für das Sehen

Die drei Hüllen oder Schichten des Auges kann man anhand ihres Aussehens und ihrer Aufgaben gut voneinander unterscheiden. Sie heißen:
➤ Die äußere Hülle, bestehend aus der Hornhaut (lat. Cornea) und der Lederhaut (lat. Sklera)
➤ Die mittlere Hülle (lat. Uvea), zusammengesetzt aus der Regenbogenhaut (lat. Iris), dem so genannten Strahlenkörper (lat. Corpus ciliare) und der Aderhaut (lat. Chorioidea)
➤ Die Netzhaut (lat. Retina) als innerste Hülle

■ Die äußere Haut

Die äußerste Hülle, die das Auge umgibt, ist eine derbe, widerstandsfähige Haut, die das Auge wie ein festes Säckchen von außen zusammenhält. Der Teil, der in der Augenhöhle verborgen und

Zusätzlichen Schutz bieten die Augenlider mit den Wimpern, die Staubteilchen und Fremdkörper fernhalten.

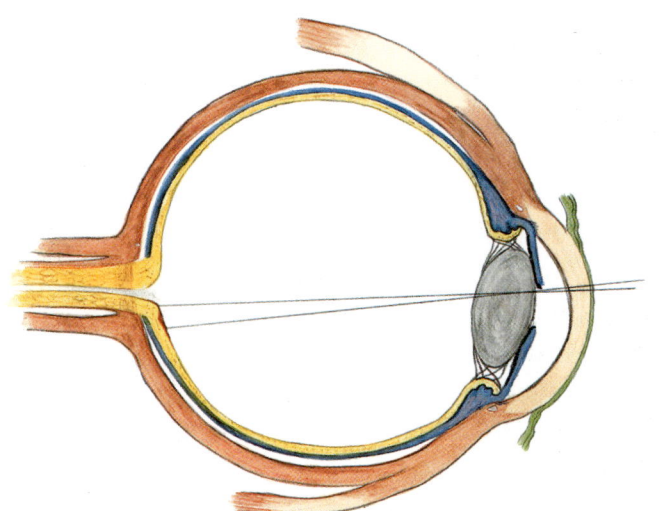

Ein schematischer Querschnitt durch den Augapfel verdeutlicht die Größe des Glaskörperraumes, der mit seinem gleichmäßigen Füllungsdruck den beweglichen Augapfel stabilisiert.

von Schleim- und Bindehaut bedeckt ist, wird Lederhaut genannt. Der sichtbare Teil, der das Auge nach vorne abschließt, ist die Hornhaut. Die Hornhaut besteht zu 75 Prozent aus Wasser und erscheint uns auch deshalb durchsichtig, weil in ihr keine Blutgefäße enthalten sind.

Angeborene oder erworbene Hornhautverkrümmungen, auch Stabsichtigkeit oder Astigmatismus genannt, können durch entsprechende Brillengläser oder Kontaktlinsen ausgeglichen werden.

Eine weitere Besonderheit der Hornhaut ist ihre starke Krümmung. Sie bildet so etwas wie eine Schale, in der das Wasser der vorderen Augenkammer schwimmt. Zusammen mit der Linse sorgt sie für die Brechung des einfallenden Lichts.

■ Die mittlere Haut

Unter der Hornhaut liegt als mittlere Schicht die Aderhaut. Ihre Aufgabe ist die Versorgung der unter ihr liegenden Netzhaut mit Blut. Im Gegensatz zur Hornhaut ist diese gefäßreiche Schicht nicht durchsichtig oder hell, sondern so dunkel wie eine blaue Weintraube. Aus diesem Vergleich erklärt sich auch ihr Name – »uvea« ist das lateinische Wort für Weintraube.

Wenn wir jemandem in die Augen sehen, dann interessiert uns meist, welche Augenfarbe er hat. Was wir als Farbe seiner Augen bezeichnen, ist in Wirklichkeit ein bestimmter Teil der mittleren Haut – die so genannte Regenbogenhaut oder Iris. Da die

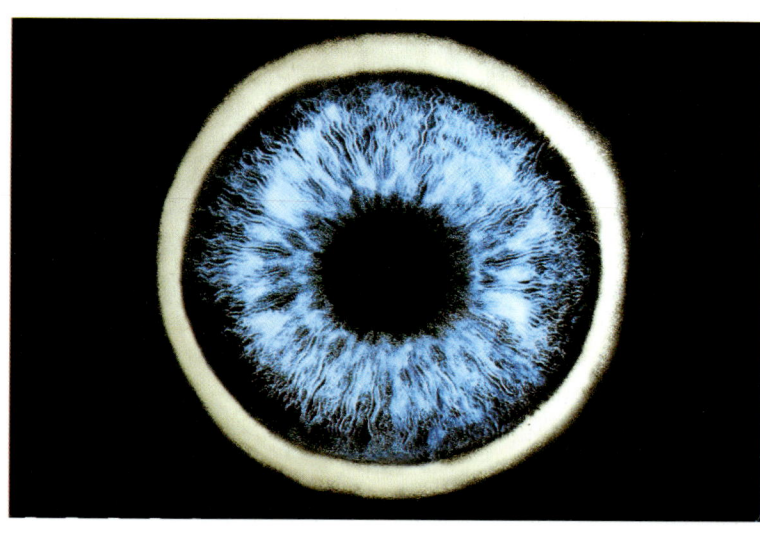

Die Regenbogenhaut (auch Iris genannt) bestimmt nicht nur die Augenfarbe eines Menschen, sondern bietet auch Schutz für die darunter liegende stark lichtempfindliche Netzhaut.

Zusammensetzung der Farbpigmente von Mensch zu Mensch verschieden ist, hat jede Regenbogenhaut ihre spezielle Farbe.

Die Iris sieht aber nicht nur hübsch aus. Sie hat auch zwei wichtige Funktionen. Zunächst kann sie sich – je nach der Menge des Lichts, die auf unser Auge fällt – verändern. Bei geringem Lichteinfall dehnt sie sich aus, damit auf die darunter liegende Pupille mehr Licht fällt (erweiterte Pupillen sind auch ein Zeichen von Angst, Wut oder sexueller Erregung). Wenn wir aber in sehr hellen Räumen sind oder im Freien, wo die Sonne scheint, zieht sich die Regenbogenhaut zusammen, so dass möglichst wenig (zu) helles Licht auf die Netzhaut fällt und wir nicht geblendet werden. Diese Funktion wird von dem Bereich des Nervensystems gesteuert, den wir nicht beeinflussen können, das heißt, die Iris erweitert oder verengt sich »automatisch«.

Ähnlich dem Blendenprinzip beim Fotoapparat wird über die Iris, oder Regenbogenhaut, der Lichteinfall ins Auge geregelt.

Zum zweiten hat die Regenbogenhaut die so genannten Strahlenkörper (Ziliarkörper) ausgebildet. Das sind zwei Gewebeteile, in denen die Akkommodationsmuskulatur sitzt und in denen das Kammerwasser gebildet wird, das wichtig für den Druckausgleich im Auge und die Beweglichkeit der Linse ist. Die Ziliarmuskeln geben der Linse Halt und stellen sie, je nach Bedarf, scharf ein. Der Fachbegriff für dieses Einstellen der Linse ist Akkommodation. Wir beschreiben diesen Vorgang auf Seite 28.

■ Die innere Haut

Die innerste Hülle bedeckt fast das gesamte Augeninnere. Man nennt sie Netzhaut oder Retina, und sie ist der wertvollste Teil des Auges, denn sie trägt die lichtempfindlichen Zellen, die es uns ermöglichen, Bilder von außen zu empfangen und sie ans Gehirn weiterzuleiten.

Die Netzhaut selbst ist ein komplexes Gewebe, das wiederum aus mehreren übereinander liegenden Schichten aufgebaut ist. In ihrer äußeren Schicht sind zwei Arten von Lichtsinneszellen enthalten. Viele Millionen dieser lichtempfindlichen Zellen gibt es in jedem Auge, davon etwa sieben Millionen kurze, dicke »Zapfen« und 80 bis 170 Millionen lange, dünne »Stäbchen«. Die Zap-

Die Umschaltung von Lichtreizen, die auf das Auge treffen, in Sinnesreize, die über die Nervenbahnen ins Gehirn weitergeleitet werden können, findet in der Netzhaut statt.

Die Zapfen sind für das scharfe Sehen auf relativ gute Lichtverhältnisse angewiesen; im Normalfall können sie aber bis zu einer halben Million Farbtöne unterscheiden.

fen sind für scharfes Formen- und Farbensehen zuständig, die Stäbchen für die Unterscheidung von Hell und Dunkel und das Sehen in Dämmerlicht.

In der innersten Schicht der Netzhaut befinden sich die Schalt- und Nervenzellen, die den Zapfen und Stäbchen zugeordnet sind und die die Sinnesreize an den Sehnerv weiterleiten, der direkt ins Gehirn führt. Wie die visuellen Informationen dort weiterverarbeitet werden erfahren Sie ab Seite 30.

Im Zentrum der Netzhaut befindet sich der gelbe Fleck (lat. Matea lutea), der tatsächlich gelb und zudem winzigklein ist – er ist nur 1,5 Quadratmillimeter groß, aber er ist die Stelle, an der wir am schärfsten sehen.

Im Augeninneren

Wie wir gesehen haben, sind wesentliche Teile des Auges in den dünnen Häuten enthalten, die das Augeninnere umgeben. Welche Rolle spielt darüber hinaus der größte Teil des Auges, der Augapfel, und woraus besteht er? Im so genannten Augeninneren gibt es wieder drei verschiedene Räume:

➤ Die vordere Augenkammer vor der Linse
➤ Die hintere Augenkammer hinter der Linse
➤ Den Glaskörperraum

Das Kammerwasser dient zum Druckausgleich im Augeninnern.

In den Kammern vor und hinter der Linse wird Augenwasser gebildet, das die Brechung des Lichts unterstützt und das sich etwa alle zehn Stunden vollständig erneuert. Es dient zum Druckausgleich im Augeninneren. Abweichungen des Augendrucks können beim Augenarzt gemessen werden, sie sind ernst zu nehmende Warnzeichen für eine Erkrankung.

Der Glaskörper macht etwa 65 Prozent des gesamten Augapfels aus. Er selbst besteht zu 99 Prozent aus einer Wasser-Säure-Mischung, die in ein lockeres Gewebe eingebunden ist. Seine Lichtbrechung entspricht genau der des Kammerwassers, sodass im gesunden Auge nichts den freien Einfall eines Lichtstrahls behindern kann. Warum das für unser Sehen wichtig ist und was die Linse des Auges damit zu tun hat, erfahren Sie auf den folgenden Seiten.

Die Linse

Unmittelbar vor dem Glaskörper liegt die Linse. Sie wirkt ganz ähnlich wie die Linse eines Fotoapparates als lichtbrechendes Medium.

Was wir sehen, wenn wir ein Gemälde, einen Baum oder einen Hund anschauen, ist ein komplexes Zusammenspiel verschiedener Schwingungen entlang des Lichtspektrums, das von allen Lebewesen und Gegenständen ausgeht. Diese Lichtreize werden von der Linse gebrochen und zur Netzhaut weitergegeben, wo ein umgekehrtes Abbild des Gegenstandes entsteht. Die Zapfen und Stäbchen in der Netzhaut wandeln dieses in Nervenreize um, die vom Sehnerv ins Sehzentrum übertragen werden. Das Auge selbst empfängt lediglich das Bild, die inhaltliche Auswertung – das Erkennen und die Reaktion darauf – erfolgt Sekundenbruchteile später im Gehirn.

Da sie wie Haare und Nägel aus einem Gewebe besteht, das im Lauf unseres Lebens kontinuierlich wächst, nehmen ihre Schichten beständig zu, sodass die Linse im späteren Alter ein Drittel größer ist als in unserer Jugend. Damit wird es für die Ziliarmuskeln immer schwerer, die Linse zu verändern. Ein mühsameres Einstellen der Augen auf Nah- oder Fernsicht im Alter ist die natürliche Folge dieses Wachstums und der Grund dafür, dass sich viele Menschen nach dem fünfundvierzigsten Geburtstag eine Lesebrille anschaffen.

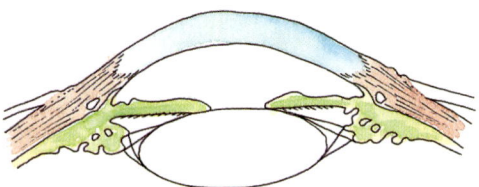

Die Linse in Akkommodationsstellung – mit höherer Brechkraft, zur Scharfeinstellung in der Nähe.

Die Linse steht im Zentrum unserer eigentlich unfassbar komplexen Sehorgane, die wie kleine Hochleistungskameras arbeiten. Sie sind bis ins kleinste Detail ausgetüfelt wurden, um als optimales Ergebnis scharfe Bilder zu liefern – gleichgültig, ob wir etwas in der Nähe betrachten oder etwas, das in der Ferne liegt.

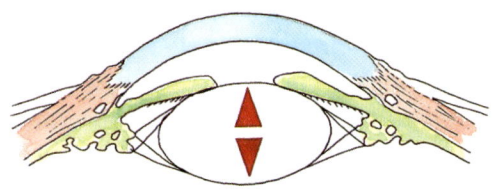

Die Linse in entspanntem Zustand – dann sehen wir ungefähr ein, zwei Meter weit scharf.

Akkommodieren kann man trainieren

Wer das Akkommodieren mit Übungen, wie wir sie ab Seite 88 vorstellen, bewusst aktiv erhält, kann sich unter Umständen sogar den Gebrauch einer Lesebrille ersparen. Denn das Tragen einer Lesebrille behindert die Arbeit von Ziliarmuskeln und Linse. Lesebrillen lassen Gedrucktes größer erscheinen und machen so eine Veränderung der Linsenkrümmung überflüssig. Hinter Brillengläsern üben Ihre Augen die Akkommodationsfähigkeit nicht mehr aus.

Sobald Sie eine Lesebrille benutzen, werden Muskeln und Linse tatsächlich immer träger und weniger leistungsfähig.

■ Der Akkommodationsvorgang

Die Ziliarmuskeln können die Linse zusammenpressen oder entspannen, ihre Form wird je nachdem dicker oder schmaler. Dieser Prozess des Akkommodierens geschieht zwar ohne unser bewusstes Zutun, aber in Übereinstimmung damit, ob wir eher in der Nähe oder in der Ferne klar sehen möchten. Richtet sich unsere Aufmerksamkeit auf den Nahbereich, etwa beim Lesen oder Handarbeiten, wird die Krümmung der Linse steiler. Beobachten Sie etwas in der Ferne, so flacht sich die Linse ab. In gesundem und lebendigem Zustand pulsiert und verändert sie sich ständig, sie hält niemals still. Gesteuert wird die Bewegung der Ziliarmuskeln vom Hypothalamus, dem Zwischenhirn, das alle lebenserhaltenden Funktionen ohne unser bewusstes Zutun lenkt. Unter Akkommodationsbreite versteht man den Bereich vom kleinsten bis zum größten Abstand, mit dem unsere Augen einen Gegenstand scharf sehen können. Er wird in Dioptrien angegeben, derselben Einheit, mit der Optiker eine Fehlsichtigkeit messen.

Eine Dioptrienzahl von –2 bedeutet, dass der Betroffene eine normale Druckschrift nur noch im Abstand von 50 Zentimetern (100 geteilt durch 50 = 2) klar erkennen kann – optimal wäre also ein Abstand von einem Meter.

Die Hilfsorgane und die Bindehaut

Doch die Natur hat das optische Wunderwerk unserer Augen noch weiter verfeinert. Denn was würden uns unsere Augen nützen, wenn wir sie nur starr in eine Richtung halten könnten wie die

Insekten. Dann müssten wir jedes Mal, wenn wir eine Zeile weiterlesen wollten, den ganzen Kopf mitbewegen. Um uns diese Mühe zu ersparen, sind die Augen in den Augenhöhlen beweglich.

■ Die Augenmuskeln

Jedes Auge umfasst sechs Augenmuskeln, die es gestatten, den Augapfel beliebig zu bewegen: nach rechts oder links, nach oben oder unten und kreisförmig. Diese Augenmuskeln können willentlich bewegt werden. Probieren Sie es doch gleich einmal aus: Schließen Sie die Augen, und bewegen Sie die Augen dabei nach links und rechts, nach oben und nach unten. Lassen Sie sie zum Schluss einmal kreisen.

Machen Sie einen kleinen Selbsttest zur Beweglichkeit Ihrer Augenmuskeln.

➤ Haben Sie gemerkt, dass sich die Augen immer nur parallel bewegen lassen? ☐ Ja ☐ Nein

➤ Haben Sie auch gespürt, dass schon diese kleinen Bewegungen für die Muskeln anstrengend waren? ☐ Ja ☐ Nein

Dieser Test zeigt, dass schon diese kleinen Bewegungen, die sich beim gesunden Auge natürlich immer nur parallel ausführen lassen, in der Regel einige Schwierigkeiten machen. Das liegt daran, dass wir es nicht gewohnt sind, die Augen bewusst nach allen Seiten zu bewegen. Sollten Ihre Augen sich jetzt etwa zwei Minuten seltsam anfühlen, ist das normal. Hält das Gefühl an, sollten Sie zum Arzt gehen und sich untersuchen lassen.

■ Augenlider und Tränenorgane

Einen weiteren Schutz für die Augen stellen die Lider dar. Mithilfe der oberen und der unteren Augenlider können wir die Augen vollkommen schließen. Durch den langsamen, aber konstanten Lidschlag wird den ganzen Tag über eine dünne Schicht der Tränenflüssigkeit gleichmäßig auf dem Auge verteilt. Dadurch wird das Auge vor Austrocknung geschützt. Die Tränenflüssigkeit wird von den Tränendrüsen, die sich im Oberlid befinden, gebildet. Auf der Innenseite der Lider liegen Talgdrüsen, die das Lid einfetten und es geschmeidig halten.

Trockene Luft in geheizten Räumen und lange Arbeitsstunden vor dem Bildschirm können einen Filmriss in der Tränenflüssigkeit verursachen. Dann wird das Auge trocken, es brennt und tut weh.

Auch allergische Reaktionen zeigen sich häufig an einer geröteten, geschwollenen und schmerzenden Bindehaut.

■ Die Bindehaut

Die Bindehaut bespannt die Innenfläche der Lider und geht bis auf den Augapfel über. Hebt man das Unterlid sachte mit den Fingern ab, kann man in die Bindehaut hinein sehen wie in einen durchsichtigen Sack. Die Bindehaut ist keine der drei Hüllen des eigentlichen Auges, sondern eine Schleimhaut. Ihr Name kommt von ihrer verbindenden Funktion zwischen Lid und Augapfel. Wie alle Schleimhäute des Körpers, die in direkten Kontakt mit Krankheitserregern kommen und die an der Abwehrreaktion maßgeblich beteiligt sind, ist auch die Bindehaut anfällig für infektiöse Krankheiten, die sich in Entzündungen – geröteten Augen, Schmerzen und vermehrtem Tränenfluss – äußern.

Sehvorgänge im Gehirn

Die Augen sind unmittelbar mit dem Gehirn verbunden, weil die Netzhaut, die von außen kommende Bilder empfängt, ein »vorgeschobener« Teil des Gehirns ist. Dieser Außenposten übermittelt die Bilder über den Sehnerv direkt an das Sehzentrum.

Wie Sie sicher wissen, liegt das Gehirn gut gegen äußere Einflüsse geschützt unter der Schädeldecke. Es ist etwa 1 300 bis 1 500 Gramm schwer und lässt sich als eine grauweiße, länglich runde Nervenmasse beschreiben, die durch einen deutlichen Einschnitt etwa in der Mitte in eine linke und rechte Hälfte geteilt ist. Den größten Teil unseres Gehirns nimmt das Großhirn ein, das wie ein Dach über den anderen Gehirnteilen liegt. An seiner Oberfläche hat es die so genannte Großhirnrinde ausgebildet, die stark gefurcht und in sich gewunden ist.

Unser Gehirn ist einem Hochleistungsrechner vergleichbar: Seine etwa drei Millionen Nervenzellen sind zu einer Unzahl von Verknüpfungen fähig, und jede einzelne kann zigtausend von Impulsen an die Nachbarzellen weiterleiten.

Erst im Lauf der letzten hundert Jahre wurde entdeckt, dass es auf der Großhirnrinde verschiedene Bereiche gibt, die sich einer bestimmten menschlichen Fähigkeit zuordnen lassen. Hier liegen die Zentren für Hören, Riechen, Sehen, Körperempfindungen, Stimmungen …, heute weiß man schon relativ genau, wie die einzelnen Zentren arbeiten und wie die Nachrichtenübertragung zwischen ihnen über die Nervenbahnen funktioniert.

Im Sehzentrum

Wie Sie auf der Illustration sehen, enden die Sehnervenbahnen in den Sehzentren der beiden Gehirnhälften, die im hinteren Bereich des Kopfes liegen. Interessanterweise überkreuzt sich jeweils ein Teil dieser Nerven und verbindet so das linke Auge mit der rechten Gehirnhälfte und umgekehrt.

Im Sehzentrum spielen sich in rasender Geschwindigkeit eine Fülle von Datenübermittlungen ab, die wir Ihnen genauer beschreiben möchten, damit Sie ein besseres Gefühl dafür bekommen, was sich zwischen Auge, Gehirn und Bewusstsein abspielt.

Datenübermittlung in rasender Geschwindigkeit – unser Gehirn leistet beim Sehvorgang Sensationelles.

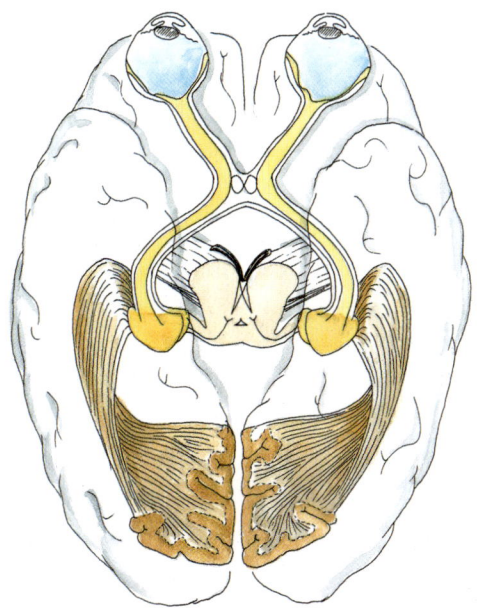

Der Weg eines optischen Reizes ins Nervensystem beginnt damit, dass die Stäbchen und Zapfen der Netzhaut Licht in ein neuronales Signal umwandeln und es über Interneurone weiterleiten, die ihrerseits mit den Ausgangsneuronen der Netzhaut verschaltet sind. Deren Nervenfasern (Axione) ziehen sich als Sehnerv zu einer Relaisstation innerhalb des Gehirns, den seitlichen Kniehöckern. Von dort wird die visuelle Information dann an spezialisierte Nervenzellen weitergegeben, die sich in einer Schicht der primären Sehrinde am Hinterhauptlappen jeder Hirnhälfte befinden.

Sehen und Verstehen

Abbildungen von Gegenständen gelangen via Sehnerv in das visuelle Zentrum, das sich im Gehirn befindet.

Noch bis in die Mitte der siebziger Jahre unseres Jahrhunderts ging man davon aus, dass beim Sehen Augen und Gehirn in zwei Schritten zusammenspielen, um uns einen Gegenstand, z.B. eine blaue Kristallvase, sehen zu lassen.

■ Die Theorie von der Decodierung

Die Vase reflektiert blaues Licht. Dieses abgestrahlte Licht, so nahm man an, funktioniert wie ein visueller Code, der das Bild der Vase zunächst auf der Netzhaut wie auf einer fotografischen Platte einbrennt. Dieses Abbild der Vase gelangt über den Sehnerv an das Sehzentrum (visuelles Zentrum) im Gehirn. Im visuellen Zentrum wird die codierte Information entschlüsselt – dieses Decodieren ist das Sehen an sich.

Danach kommt als ein weiterer Schritt das Verstehen dessen, was wir gesehen haben: Hierzu vergleicht das Gehirn das Gesehene mit ähnlichen, früher empfangenen Eindrücken (also anderen Vasen und Gegenständen mit blauer Farbe). So gelangt es schließlich zu einer Deutung des soeben empfangenen Eindrucks. Erst dann wissen wir: »Aha, eine blaue Vase!«

Gehirn und Auge stehen in einem ständigen Austausch miteinander: Was unsere Augen wahrnehmen, wird im Gehirn kontinuierlich mit Konzepten verglichen, die wir bereits kennen und zuordnen können. Bilder, die das Auge verzerrt oder sogar nur teilweise wahrnehmen kann, vervollständigt unser Gehirn automatisch.

Die Interpretation von Daten

Wie wir heute wissen, ist der Sehvorgang nicht so säuberlich getrennt. Die Augen nehmen wie eine Kamera getreu und objektiv, ohne zu werten, ein Bild auf und geben es an das Sehzentrum weiter.

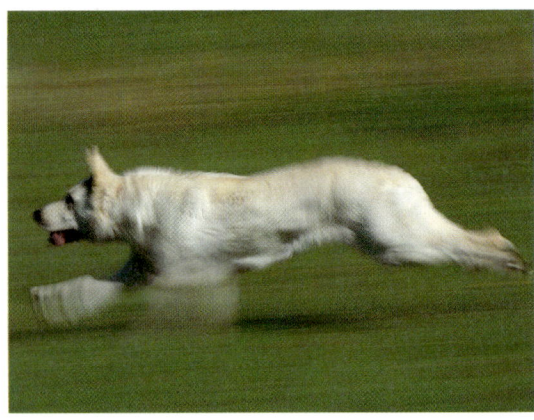

Die Aufgabe unseres Gehirns ist es, die gleich bleibenden Merkmale der Gegenstände, die wir betrachten, herauszufiltern. Nur so ist es möglich, dass für unser Gehirn ein rasch über eine Wiese laufender Hund immer auch als Hund erkennbar bleibt, selbst wenn er faktisch ständig seine Form ändert. Auch unter unterschiedlichsten Lichtverhältnissen

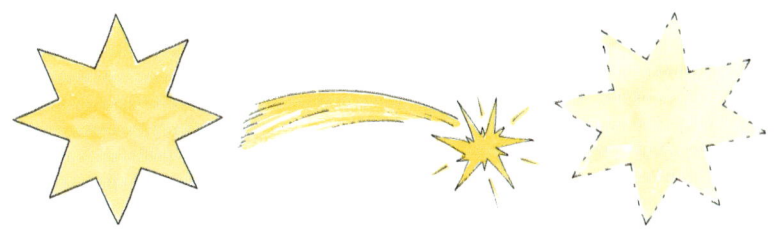

Alle drei Abbildungen werden eindeutig als Konzept Stern erkannt, da sie mit seit der Kindheit erinnerten Bildern von Sternen verglichen und ihre gemeinsamen Merkmale herausgefiltert werden.

nehmen wir unseren Lieblingspullover immer als das gleiche Objekt wahr. Aus einem gestrichelten oder aus Punkten bestehenden Umriss können wir trotzdem das Bild einer Berglandschaft oder die Form eines Hauses zusammensetzen. Das heißt, dass wir gleichzeitig sehen und wissen, was wir sehen, weil unser Gehirn das Bild, das wir von unserer Umgebung sehen, aus sich heraus konstruiert.

■ Differenzierung von Farben und Formen

Im Sehzentrum gibt es nach neuesten Erkenntnissen amerikanischer Neurologen verschiedene getrennte Bereiche, die zuständig sind für das Erkennen bestimmter Eigenschaften der Gegenstände, die wir sehen. Es handelt sich um mindestens vier parallel arbeitende Systeme:

➤ Eines für Bewegung
➤ Eines für Farbe
➤ Zwei für Formen

Weitere Differenzierungsmöglichkeiten sind denkbar, bisher aber noch nicht erforscht. In der V_1 genannten Region laufen die meisten der Nervenbahnen zusammen, sie fungiert offenbar als eine Art Umschaltstelle. Jedes der vier Felder setzt aber parallel zu den anderen die ankommenden Informationen aktiv um und trägt sein Erkennungsbruchstückchen zur bewussten Wahrnehmung bei, V_5 beispielsweise zur Bewegung.

Es hat also jeder Teil des Sehzentrums im Gehirn seine eigene Aufgabe beim Sehen – oder genauer gesagt bei der Analyse oder beim Zusammensetzen des von außen empfangenen Bildes, das mit den früher erfahrenen Eindrücken verglichen wird.

Die Aufgabenteilung der Sehzentren wurde in Versuchen nachgewiesen, bei denen mit Färbemitteln die Durchblutung der Hirnfelder gemessen wurde, während die Testpersonen unterschiedliche Gemälde und Bilder betrachteten.

Bewusst sehen

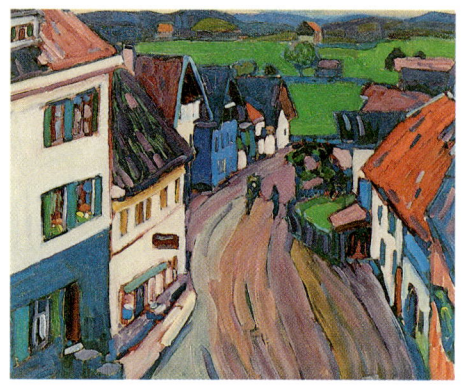

Der Sehvorgang wäre unvollständig, wenn nicht ein weiterer Aspekt hinzukommen würde. Unsere Wahrnehmung geht weit über das »automatische« Erfassen und vergleichende Interpretieren visueller Eindrücke hinaus. Wie sehr unser psychisches Erleben am Prozess des Sehens beteiligt ist, wollen wir in diesem Kapitel untersuchen. Eine Reihe von Selbsttests soll darüber hinaus Ihren Blick für die eigene Wahrnehmung schärfen.

Jeder Mensch nimmt die ihn umgebende Welt anders wahr. Was für den einen eine idyllische Dorfstraße ist, erinnert den anderen an die gähnende Langeweile des letzten Urlaubs.

Wege zur Wahrnehmung

Vor einiger Zeit wurden fünf Kunstmaler gebeten, an einem Experiment teilzunehmen. Man lud sie ein, eine Woche lang ein Bild von einem Dorf irgendwo in Oberbayern zu malen. Sicher können Sie sich denken, was passierte: Kein Bild glich dem anderen. Das lag nicht nur daran, dass jeder Maler einen anderen, seinen persönlichen Stil hatte. Nein, die Unterschiede lagen in dem, was sie auf ihrem Gemälde abgebildet hatten. So war für den einen die Landschaft ein romantisches Stückchen Erde, das er liebevoll komponierte. Da fassten Berge in halbhohem Kranz ein idyllisches Dörfchen ein, das direkt aus dem vergangenen Jahrhundert in unsere Welt gesprungen zu sein schien. Um das ländlich-sittliche Bild nicht zu stören, hatte dieser Maler die Strommasten, die Eisenbahnschienen, die Hochhäuser am Rande der Siedlung und die Antennen auf den Dächern der Häuser einfach weggelassen. Ein zweiter Maler sah dagegen ein von Gefahren bedrohtes Stück Leben. Auf seinem Bild gab es keine grünen Wiesen, keine Kornfelder, keine Wäldchen. Nackte Erde lag unter einer glühenden, erbarmungslosen Sonne. Straßen, Eisenbahnschienen und Baugruben hatten tiefe Risse in die Landschaft gegraben.

So übertrieben dieses Beispiel wirken mag, es zeigt doch ganz deutlich, dass Sehen und Sehen nicht das Gleiche ist. Unsere Augen empfangen eine Flut an Informationen und Details, doch welche Botschaften jemand darin liest, was er wahrnimmt, kommt auf seine Persönlichkeit und seine bisherigen Erfahrungen an. Wir können fünf Faktoren unterscheiden, die unsere Wahrnehmung der Welt beeinflussen:

➤ Die momentane innere Haltung
➤ Eventuelle Stress- und Gefahrenmomente
➤ Individuelles Wissen und Erinnern
➤ Den inneren Filter, nach dem wir auswählen
➤ Die individuelle Biografie, Vorgeschichte und Lebenserfahrung

Wie die physiologischen Vorgänge des Sehens im Gehirn ablaufen, haben wir bereits ab Seite 30 kurz dargestellt. Hier wollen wir nun auf die fünf seelisch-geistigen Aspekte der Wahrnehmung im Einzelnen eingehen.

Die unterschiedliche Sichtweise jedes Menschen resultiert aus dem Zusammenwirken dieser fünf Faktoren.

Die innere Haltung

Wie sehr die innere Einstellung die Wahrnehmung beeinflusst, kann man an sich selbst jeden Tag feststellen. An einem Menschen, in den wir uns neu verlieben, nehmen wir jedes Detail des Gesichts wahr. Im Alltag dagegen wird die Beobachtung der gewohnten Umgebung immer nachlässiger. Man hat herausgefunden, dass Menschen selbst ihr Wohnzimmer, in dem sie sich ständig aufhalten, nicht exakt beschreiben können. Sie sind sich auch nicht sicher, wie ihr Kollege aussieht, (»Hat X einen Schnurrbart?«), welche Kleidungsstücke er am Montag zuvor trug oder welche Farbe das Treppengeländer ihrer U-Bahnhaltestelle hat. Dieses oberflächliche Wahrnehmen der Umgebung muss nicht sein.

Stellen Sie sich vor, Sie hatten einen ganz besonders schönen Urlaub. Bevor Sie am nächsten Tag die Heimreise antreten, gehen Sie noch einmal hinunter zum Strand und sehen sich den Ort an, an dem Sie viele heitere und unbeschwerte Stunden verbracht haben. Ganz unbewusst werden Sie alle Sinne öffnen, um diesen Moment tief in

Die Mutter, die auf dem Konterfei eines Popstars die wilde Frisur kritisiert, nimmt etwas anderes wahr als ihre halbwüchsige Tochter, die verzückt ist vom melancholischen Ausdruck ihres Idols.

Bewusst sehen

Machen Sie eine kleine Fantasiereise in Ihren letzten Urlaub.

sich aufzunehmen. Das weite Meer, die Sonne über dem Horizont, die stete Bewegung der Wellen, die vielen Farben des Wassers und des Himmels, das Licht dieses Abends – die kleinen Muscheln, die Fischerboote draußen, die rohen Steinblöcke der Mole, über die die Kräne der Netze herausragen, die anderen Urlauber, die Sonnenschirme, die im Wind flattern …

Sie sehen nicht nur das Große, Ganze und nehmen die Atmosphäre in sich auf – lassen Sie bewusst den Blick schweifen, um jedes einzelne Detail besser sehen zu können und es in sich aufzunehmen.

So können diese Bilder, das Rauschen der Wellen, der feinkörnige, warme Sand unter Ihren Füßen und der Duft des Salzwassers Sie noch weit in den Winter hinein begleiten.

➤ Können Sie das nachvollziehen und ähnliche Erfahrungen aus Ihrem eigenen Erleben nennen? ☐ Ja ☐ Nein

Bitte notieren Sie hier oder auf einem separaten Blatt, in welchen Situationen Sie sich an ähnliche Seherlebnisse erinnern.

_____   _____
_____   _____
_____   _____

Je bewusster Sie Ihre Umwelt wahrnehmen, umso mehr Details prägen sich Ihnen ein. Diese Details gehen weit über die rein visuelle Wahrnehmung hinaus: Ihr Fühlen und Erleben vervollständigt das innere Bild zu einer unvergleichlichen Momentaufnahme.

Stress und Gefahr

Sie fahren wie jeden Tag mit dem Auto zur Arbeit. Der Verkehr rollt ohne Störungen dahin. Auf der Gegenfahrbahn nähert sich ein Krankenwagen. Sie sind kurz abgelenkt, gucken nach rechts auf den Gehweg, und auf einmal sehen Sie, wie der Krankenwagen in einem rasanten Abbiegemanöver keine zehn Meter vor Ihnen die Fahrbahn quert und in die Seitenstraße rechts vor Ihnen einbiegt. In dieser Situation sehen Sie nur eins: den Krankenwagen! Alle anderen visuellen Informationen erreichen Sie nicht wirklich.

➤ Können Sie das nachvollziehen und ähnliche Erfahrungen aus Ihrem eigenen Erleben nennen?   ☐ Ja ☐ Nein
Bitte notieren Sie hier oder auf einem separaten Blatt, in welchen Situationen Sie sich an ähnliche Seherlebnisse erinnern.

_____   _____

_____   _____

_____   _____

■ Folgen von Stress

Schock ist eine extreme Form von Stress. Beispiele wie die Situation mit dem Krankenwagen zeigen deutlich, wie unser Sehen in Momenten der Anspannung und der Gefahr arbeitet.

Unsere Wahrnehmung unter Stress ist eine gänzlich andere als die, wenn wir entspannt sind. Wir nehmen in einem Moment der Gefahr oder der äußersten Anspannung nur das wahr, was wir zum unmittelbaren Überleben brauchen – und das ist im obigen Beispiel der Krankenwagen, seine Position, seine Geschwindigkeit – und entscheiden rasend schnell, was noch zu tun ist, um einen Zusammenstoß zu vermeiden: Bremsen, Ausweichen … Ohne auf einen bewussten Befehl angewiesen zu sein, handeln Auge und Gehirn unter Stress für Sie.

Doch der Organismus zahlt für Konzentration auf lebenswichtige Informationen einen Preis. Die Muskeln im ganzen Körper spannen sich an, der Blutdruck steigt, der Herzschlag beschleu-

Schaltzentrale für die körperlichen Reaktionen auf Stress und Gefahr ist der Hypothalamus, das Zwischenhirn, das den Befehl zur Ausschüttung der »Energiehormone« Adrenalin und Cortisol gibt.

nigt sich. Es gehört zum Wesen einer solch extremen Stresssituation, dass sie in wenigen Augenblicken vorüber ist und dass sich die Körperfunktionen wieder normalisieren.

Es gibt jedoch Stresssituation, die länger anhalten: Mobbing am Arbeitsplatz, Eheprobleme, Gefühle von Mutlosigkeit und Verzweiflung angesichts von Krankheit oder persönlichen Schwierigkeiten … Die Folgen sind anhaltende Verspannungen oder sogar Verkrampfungen im Körper, z. B. eine chronisch flache und unregelmäßige Atmung.

Der »Angsttunnel« ist ein Beispiel für »selektive Wahrnehmung« (→ Seite 40).

Die negativen Auswirkungen betreffen leider auch die Augen. Interessant ist, dass die Psychologen regelrecht von einem »Angsttunnel« sprechen. Damit meinen sie, dass Menschen unter Stress oder Angst anfangen, nur noch einen Ausschnitt aus der Welt wahrzunehmen. Einen Ausschnitt, der immer enger und enger wird, bis man fast nichts anderes mehr wahrnimmt oder sieht als das, wovor man Angst hat.

Unter diesen Umständen beginnt das Auge mehr und mehr zu starren, die Augenmuskeln verspannen sich. In einigen Fällen verkürzen sie sich sogar, sodass das Auge auch nach der Bewältigung der Probleme nicht mehr in der Lage ist, von sich aus in eine entspannte Lage zurückzukehren.

Gesundheitliche Probleme sind nicht selten auf emotionalen Stress im privaten oder beruflichen Bereich zurückzuführen. Auch die Augen können davon in Mitleidenschaft gezogen werden.

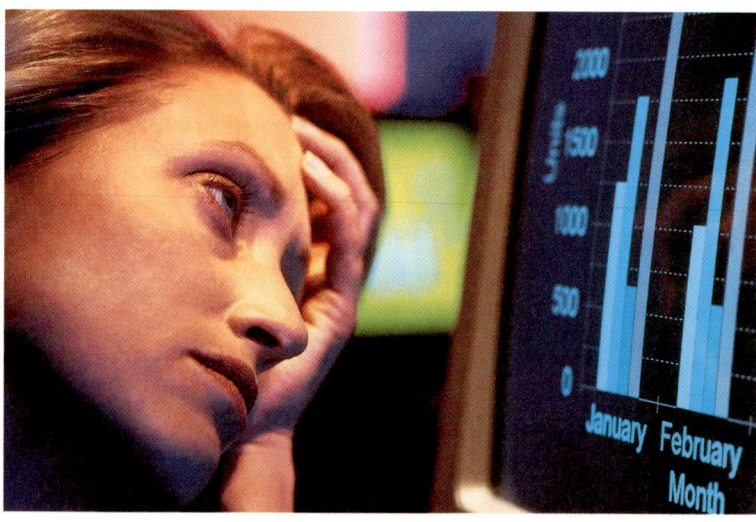

Wissen: Das Archiv im Kopf

Sie machen während einer Reise in Straßburg Station. Das berühmte Münster wollen Sie sich in keinem Fall entgehen lassen. Sie sehen es überraschend schnell vor sich aufragen, betreten es durch das Portal, staunen über die Größe des Innenraums, freuen sich an dem herrlichen Blau der Fenster, bewundern die Uhr unterhalb des Altars und nach etwa einer halben Stunde gehen Sie einen Kaffee trinken. Jahre später machen Sie mit Ihrem Volkshochschulkurs eine Studienfahrt nach Straßburg. Der Dozent erklärt Ihnen noch auf dem Platz vor dem Münster den Sinn des dreiteiligen Aufrisses des Gesamtbaus. Er lenkt Ihren Blick auf die Frauengestalten neben dem Portal, und auf einmal sehen Sie den leichten Faltenwurf der Gewänder, Sie sehen, dass die eine Frau stolz und gerade steht, die andere zusammengesunken ist. Sie treten zurück und betrachten die Figuren über dem Portal, eine nach der anderen, und entdecken, dass jede individuell gestaltet ist. Nicht eine gleicht der anderen. Nach etwa einer halben Stunde treten Sie durch das Portal ins Innere der Kirche, und wenn Sie drei Stunden später wieder auf der Straße stehen, haben Sie noch längst nicht alles gesehen, was es zu sehen gibt.

➤ Können Sie das nachvollziehen und
ähnliche Erfahrungen aus Ihrem eigenen
Erleben nennen?   ☐ Ja   ☐ Nein
Bitte notieren Sie hier oder auf einem separaten Blatt, in welchen Situationen Sie sich an ähnliche Seherlebnisse erinnern.

_____   _____

_____   _____

_____   _____

Der innere Filter

Sie haben sich mit einem alten Bekannten auf dem Marktplatz verabredet. Was Sie beide nicht wussten ist, dass genau zu diesem Zeitpunkt eine Großkundgebung stattfindet. Der Platz wimmelt von Leuten mit Plakaten und Transparenten. Der einzige Mensch, den Sie sofort sehen, ist Ihr Bekannter.

Unser Beispiel veranschaulicht, wie sehr sich ein und derselbe Gegenstand durch die Inhalte verändern kann, die wir in ihm entdecken. Der Meeresbiologe sieht einen anderen Delfin als ein kleiner Junge, der gerne »Flipper« anschaut.

Das Gegenteil dieser Situation wäre die Orientierungslosigkeit, mit der wir durch eine fremde Stadt laufen, in der uns solch vertraute Bezugspunkte fehlen.

➤ Können Sie das nachvollziehen und ähnliche Erfahrungen aus Ihrem eigenen Erleben nennen?   ☐ Ja ☐ Nein
Bitte notieren Sie hier oder auf einem separaten Blatt, in welchen Situationen Sie sich an ähnliche Seherlebnisse erinnern.

_____   _____

_____   _____

_____   _____

■ Herausgreifen wichtiger Details durch selektive Wahrnehmung

Es gibt ein Fachwort, mit dem sich Erlebnisse wie das oben beschriebene sehr gut erklären lassen – selektives Wahrnehmen. Das bedeutet, dass wir in bestimmten Situationen eine Art geistigen Filter aufsetzen, durch den wir nur einzelne Informationen aus dem Gesamtbild der auf uns einströmenden Eindrücke herausfiltern/durchlassen.

In gewisser Hinsicht stellt auch die Konzentration auf ein Gefahrenmoment, wie in der beschriebenen Situation mit dem Krankenwagen, eine Form selektiver Wahrnehmung dar.

Die selektive Wahrnehmung führt allerdings ein geheimnisvolles Eigenleben, denn sie lässt sich nicht immer gerade dann einschalten, wenn wir sie dringend brauchen. Andererseits arbeitet sie häufig ohne unser Wissen, und wir nehmen einen gefilterten Ausschnitt wahr, ohne den Filter zu kennen. Man nimmt sogar an, dass ein ähnliches Phänomen dafür verantwortlich ist, dass manche von uns Sehschwächen entwickeln.

Biografie: Lebensumstände und Lebenserfahrung

Auch unsere Herkunft und die Summe aller individuellen Erfahrungen, bis hin zu anatomischen Besonderheiten wie der Rot-Grün-Blindheit (→ Seite 51) färben unsere Sicht der Welt. Ein Wüstenbewohner sieht anders als ein Eskimo, und wir nehmen aufgrund zahlloser Prägungen seit unserer Kindheit unsere Umgebung anders wahr, als es ein Besucher aus dem Amazonasgebiet täte. Das geht so weit, dass wir nicht sicher sein können, ob selbst unser nächster Verwandter oder Nachbar die gleichen Din-

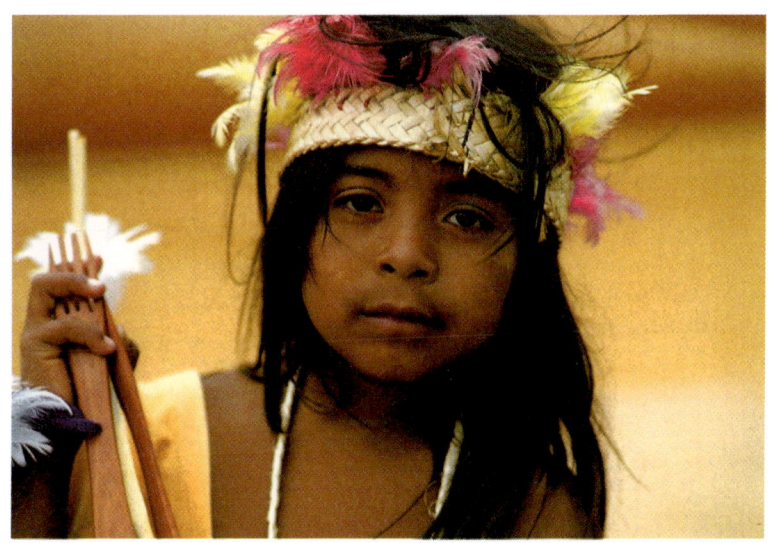

Unsere Wahrneh-
mung ist stark von der
Welt geprägt, die uns
umgibt. Dieser India-
nerjunge wird vermut-
lich die leiseste Bewe-
gung einer Schlange
im Gras wahrnehmen,
während ein Eskimo
mit einem Blick ver-
schiedene Arten von
Schnee unterscheiden
kann.

ge sieht wie wir – die Variationsbreiten der Wahrnehmung sind
vermutlich unausschöpflich. Sich diesen eher philosophischen
Fragen zu widmen macht insofern Sinn, als es uns niemals schaden kann, innezuhalten und zu überlegen, ob unsere Sicht der
Dinge wirklich die einzig Richtige und Wahre ist – oder ob nicht
die des Nächsten auch ihre Daseinsberechtigung hat. »Ich versu-
che, die Welt mit deinen Augen zu sehen« ist eine schöne Übung,
die man nicht oft genug machen kann.

Schönes neues Sehen!

Anhand unserer Beispiele ist sicher bereits deutlich geworden,
dass sich die Form unserer Wahrnehmung täglich und von Situation zu Situation ändert.

Nicht immer haben wir direkten Einfluss darauf. Es liegt aber in
Ihrer Hand, das Sehen für Ihre Augen angenehmer zu gestalten
und Ihre Wahrnehmung zu trainieren. Manch einer mag sich
vornehmen, seine Aufmerksamkeit zu schulen, genaueres Hinse-
hen und Beobachten zu üben, das Archiv im Kopf und damit den
eigenen geistigen Horizont zu erweitern. Denn: »Wir sehen nur,
was wir wissen«, sagte Goethe (1749–1832). Und Aldous Huxley

*Eine bewusste Wahr-
nehmung stärkt
nicht nur Ihre Augen,
sondern bereichert
Ihr Leben insgesamt.*

Beobachten, Schauen, Betrachten

Die vorausgegangenen Übungen sollen Ihnen einen kleinen Überblick über die Welt des Sehens geben und Sie motivieren, die Welt wieder bewusster über die Augen zu erleben. Fragen Sie sich bitte einmal selbst: Was ist Sehen für Sie persönlich?

■ Ein »mechanischer« Vorgang, bei dem das Auge Bilder von außen einfach nur reproduziert?

■ Schauen und Betrachten, also ein eher absichtsloses, freies Aufnehmen der Bilder?

■ Wahrnehmen, also das bewusste Erkennen und Erleben dieser Bilder?

■ Beobachten, also ein konzentriertes Hinschauen, bei dem sich gleichzeitig das Denken einschaltet?

Oder ändert sich Ihr Sehen von Situation zu Situation?

Man kann diese Form des Sehens und Wahrnehmens regelrecht erlernen und trainieren (→ Seite 71).

(1894–1963), der Autor von »Schöne neue Welt«, schrieb: »Die Fähigkeit des Menschen, wahrzunehmen, entspricht der Menge aller seiner Erlebnisse, in anderen Worten: seinem Gedächtnis.« Aber auch um die Augen von Zeit zu Zeit zu entspannen und damit gesund zu erhalten, kann man einiges tun.

■ Wohltuendes Schauen

Was Sie am Meeresstrand erlebt haben, ist das tiefe, entspannte Schauen. In einem solchen Augenblick hat unser Sehen eine ganz andere Qualität als in der Hektik des Alltags. Diesen angenehmen Zustand kann man sehr gut als entspanntes oder als angstfreies Sehen bezeichnen. Beim Schauen wollen Sie aus den Bildern, die Ihr Auge aufnimmt, keine Information herausfiltern. Es gibt kein Detail, das wichtiger ist als ein anderes, Sie wollen aber auch keines übersehen. Sie schauen und genießen und nehmen alles mit. Diese Art des Sehens ist Erholung für das Auge. Sie fixieren nichts, starren nichts über längere Zeit an – im Gegenteil: Ihr Blick bleibt weich, sie bewegen Augen und Kopf locker. Das tut nicht nur dem Sehapparat gut, sondern dem ganzen Körper und entspannt Sie auch in geistiger Hinsicht.

Augentrainer in den USA haben vielfach miterlebt und nachgewiesen, dass Menschen im entspannten Zustand besser sehen als sonst. Sie nützen dieses Wissen, um ihre Patienten, die an Kurz- oder an Weitsichtigkeit leiden, allmählich daran zu gewöhnen, die Brille abzulegen.

■ Gelassen sehen – eine lebenslange Herausforderung

Wir kommen mit diesem Punkt auf die Zusammenhänge zwischen Psyche und Sehen zurück.

Die innere Einstellung oder besser die seelische Verfassung hat großen Anteil daran, wie wir sehen. Da die Art zu sehen darüber entscheidet, ob der Körper angespannt oder entspannt ist, was wiederum eine Auswirkung darauf hat, ob wir ruhig oder aufgeregt reagieren, wäre es ein wünschenswertes Ziel, gelassener zu sehen. Auf diesem Weg können Sie die so genannten alternativen Heilmethoden unterstützen, die wir Ihnen in diesem Buch zum »Reinschnuppern« kurz vorstellen.

In der chinesischen Medizin geht man von der Vorstellung aus, dass Krankheiten entstehen, wenn der Fluss der Lebensenergie im Körper, die Chi genannt wird, gestört ist. Man stellt sich vor, dass die Lebensenergie bei einem gesunden Menschen auf bestimmten Bahnen ungehindert durch den Körper fließen kann. Sobald der Mensch aber nicht mehr mit sich und seiner Umgebung im

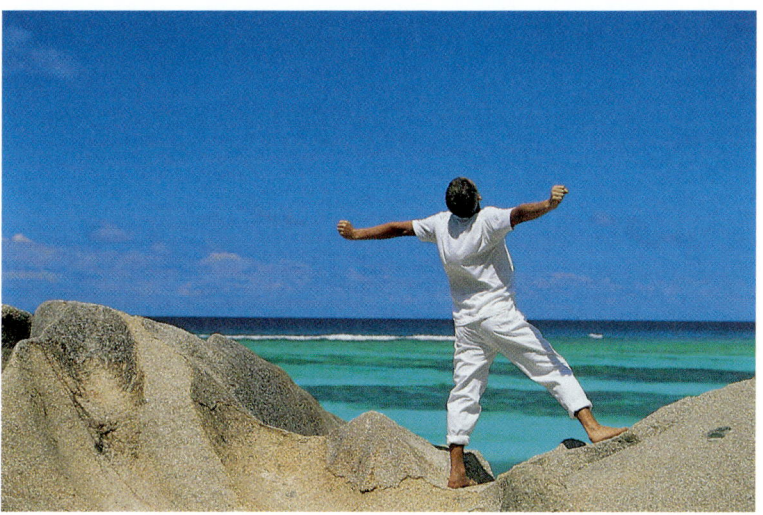

Ruhe und Gelassenheit können ein völlig neues Lebensgefühl vermitteln. Was wir sehen und wie wir sehen spielt dabei eine zentrale Rolle.

Die östliche Medizin versucht schon lange, Methoden zu entwickeln, die präventiv helfen, das heißt, Heilweisen, die den Menschen an Leib und Seele stärken, bevor er krank wird.

Reinen ist, kommt es zu Störungen auf diesen Energiebahnen. Stauungen der Energie führen zur Beeinträchtigung der Organe, des Gewebes oder des Stoffwechsels und an diesen geschwächten Stellen des Körpers können Krankheiten entstehen. Methoden wie Akupressur, Akupunktur oder Reflexzonenmassage helfen, die Energieblockaden zu lösen. So kann die Lebensenergie wieder ungehindert alle Teile des Körpers erreichen, und unsere Selbstheilungskräfte nehmen ihre Arbeit auf.

Auch wenn Sie diesen fernöstlichen Körpertherapien bisher eher skeptisch gegenüberstanden, möchten wir Sie anregen, sich mit den Methoden und den Gedanken dahinter zu beschäftigen, denn sie haben eine geistige Dimension, die darauf abzielt, ruhiger und gelassener zu werden und ein besseres, weil gesünderes Körperbewusstsein zu entfalten. Ihre Augen werden es Ihnen danken.

Selbsttests: Wie gut sehen Sie?

Wir wollen jetzt mit Ihnen Ihre Sehkraft testen, prüfen, ob Sie kurz- oder weitsichtig sind und vier weitere grundlegende Tests durchführen.

Auch wenn Sie dabei nichts erfahren sollten, was Sie nicht schon lange wissen – z. B., ob Sie kurzsichtig sind oder nicht –, haben die Tests den interessanten »Nebeneffekt«, dass man sich mit den Augen und dem Sehen beschäftigt und sein Wissen erweitert.

Das Gesichtsfeld

Unser linkes Auge hat nach links ein größeres Gesichtsfeld, das rechte nach rechts – beide überschneiden sich im zentralen Bereich vor der Nase.

Auch die Größe des Gesichtsfeldes gibt Auskunft darüber, ob Ihre Augen in Ordnung sind. Unter dem Gesichtsfeld versteht man das Gebiet, das Sie sehen, oder den maximalen Bereich, den Sie mit Ihren Augen abtasten können, ohne den Kopf mit zu bewegen. Die Größe des Gesichtsfeldes gibt Auskunft über die Funktionstüchtigkeit Ihrer Augenmuskeln. Unser Test ersetzt nicht die Untersuchung durch den Augenarzt bei bestehenden Problemen in diesem Bereich. Er dient lediglich dazu, Ihnen ein Gefühl für das Gesichtsfeld zu vermitteln.

■ So wird´s gemacht

Sie brauchen für diesen Test die Mitarbeit einer zweiten Person.

➤ Setzen Sie sich Ihrem Partner im Abstand von einem Meter direkt gegenüber. Blicken Sie auf seine Nase und verharren Sie so eine Minute, ohne sich zu bewegen.

➤ Nun hebt Ihr Partner die Arme leicht nach vorne hoch und lässt seine Zeigefinger nach außen kreisen, ohne dabei die ganze Hand zu bewegen.

➤ Um einen Eindruck von der Unterschiedlichkeit der Ausschnitte, die Ihnen Ihre beiden Augen liefern, zu bekommen, können Sie erst eines, dann das andere Auge mit der Hand abdecken.

Zur Ermittlung des Gesichtsfeldes benötigen Sie die Hilfe einer zweiten Person.

■ Was Ihr Ergebnis bedeutet

➤ Wenn Sie diese Fingerbewegungen sehen, ist Ihr Gesichtsfeld normal ausgebildet.

➤ Wenn Sie die Bewegungen nicht – oder nicht vollständig – wahrnehmen, haben Sie eine Gesichtsfeldstörung. Solche Befunde sind typisch bei bestimmten Augenkrankheiten, beim Einnehmen mancher Medikamente oder bei einer Schädigung des Sehnervs – bitte umgehend zum Arzt!

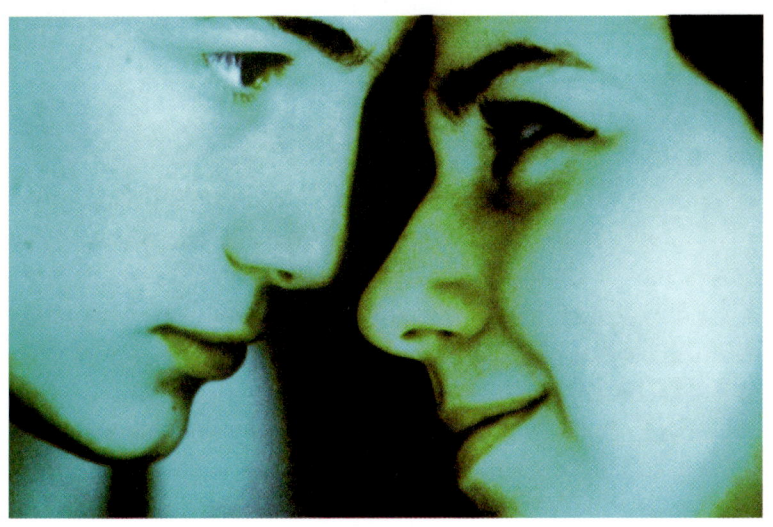

Im Alltag sind wir darauf angewiesen, nicht nur das zu sehen, was unmittelbar vor unseren Augen geschieht, sondern auch das Drumherum sozusagen passiv wahrzunehmen. Dabei ist die Größe unseres Gesichtsfeldes von entscheidender Bedeutung.

Die Sehkraft

Unter der Sehleistung versteht man die Leistung, zu der Ihre Augen ohne jegliche Sehhilfe oder Korrektur fähig sind. Um diese Sehleistung zu prüfen, arbeitet der Augenarzt mit genormten Tafeln, auf denen Buchstaben oder geöffnete Kreise in verschiedener Größe angeordnet sind.

Unser kleiner Selbsttest auf der Seite rechts kann diese Untersuchung zwar nicht ersetzen, Ihnen aber einen ungefähren Eindruck von Ihrer Sehstärke vermitteln.

■ So wird´s gemacht

➤ In der Nähe: Stellen Sie das Buch in einem Abstand von etwa 30 Zentimetern von sich entfernt auf, und versuchen Sie, jede der unteren Zeilen (ab »AKF…«) laut vorzulesen.

➤ In der Ferne: Stellen Sie das Buch möglichst weit weg, also z. B. ans andere Zimmerende (etwa in sechs Meter Entfernung, wenn das nicht geht, halbieren Sie die Entfernung, dadurch verschiebt sich das Ergebnis um eine Zeile nach unten). Lesen Sie dann von der ersten Zeile bis zur vierten alle Buchstabenreihen laut vor.

■ Was Ihr Ergebnis bedeutet

Die Zahlen in den Spalten links und rechts von den Zeilen geben die Prozent Sehstärke an, die man braucht, um die Buchstaben in der vorgeschriebenen Entfernung lesen zu können.

Bei einer Entfernung von 30 Zentimetern haben Sie also 100 Prozent Sehfähigkeit, wenn Sie die letzte Zeile noch korrekt entziffern können, 75 Prozent, wenn Sie bis zur vorletzten alles richtig gelesen haben, und so weiter.

Beim Sehen in die Ferne ist es andersherum: Wer nur die großen Buchstaben der ersten Zeile erkennen kann, verfügt lediglich über eine Sehstärke von 25 Prozent. Wenn Sie auch die vierte Zeile noch richtig vorgelesen haben bzw. sogar die fünfte, wenn Sie das Buch auf drei Meter Abstand aufgestellt haben, dann sind es 100 Prozent.

In der Nähe:
30 cm Abstand

In der Ferne:
6 m Abstand

C3F

25

EO6P8I

50

KR2XG9N

75

AKFZBLSIW

100

5

7,5

DBOEPIMLVTY

10

SD4XURMBVJKFWNCAT

20

9GJKRTSXOVGPANBJA94MODQ03LDKJ

35

FKXOQKJESP71KNMNFKQHUI

50

7LBNWLSAOIVMVBSOGJ3

75

FL40FKSNLPQASETUB

100

OGFSDKJAU98JM

Sie werden sehen, dass wir ein kleines »Handikap« in unsere Texte einge-baut haben. Denn auch bei diesem scheinbar neutralen Sehtest spielt nicht nur die Schärfe der Augen, sondern auch die innere Hal-tung eine Rolle.

Größentest

Diesen Test haben Sie sicher schon einmal (oder auch schon öfter) beim Arzt oder Augenarzt gemacht. Sie können jetzt gleich testen, wie gut Sie noch sehen.

■ So wird´s gemacht

Halten Sie das Buch auf Armeslänge vor sich, und versuchen Sie, die beiden nachstehenden Texte zu lesen.

■ Text 1

Sie können diesen Text gut lesen.

Alles zu sehen und gut zu erkennen macht Ihnen Spaß.

Die Welt mit den Blicken zu durchwandern und stetig Neues zu entdecken, hält jung.

Ein Zimmer, das Sie kennen, nehmen Sie kaum noch wahr. Sie finden sich, ohne viel zu denken, darin zurecht. Auch der Weg zur Arbeit beschäftigt Sie nicht. Sie kennen sich aus.

Sie freuen sich auf Ihren nächsten Urlaub. Die Vorstellung, ein paar Tage lang einfach nichts zu tun, ist doch schön, oder? Vielleicht gewinnen Sie sogar eine Reise, die Sie in ein Land bringt, das Sie schon lange kennen lernen wollten.

Es ist Sommer und es regnet. Die Luft ist voller Feuchtigkeit, aber warm. Die Blumen haben ihre Knospen geschlossen, um sich vor dem Regen zu schützen. Das Gras sieht besonders grün aus. Die Nässe tropft von den Bäumen. Es ist still. Sie sitzen behaglich daheim und blättern in einer Zeitschrift.

Sie gehen mit Ihrer besten Freundin spazieren. Sie haben beide gute Laune und albern herum. Danach sitzen Sie entspannt in einem Cafe und reden über dies und das.

Diese Schrift ist winzig klein, aber Sie können sie lesen.

■ Text 2

Der Tag geht schon gut los!
Sie haben vergessen, dass Sie einen Termin beim Arzt haben.

Der Termin ist wichtig. Das heißt, Sie müssen im Büro anrufen und Ihrem Abteilungsleiter erklären, dass Sie später kommen.

Das wäre schon an einem normalen Tag nicht einfach. Aber ausgerechnet heute und die nächsten beiden Tage ist im Büro der Teufel los.

Dieser einfache Test zeigt Ihnen, ob Sie sich von einem Augenarzt untersuchen lassen sollten.

Sie haben nämlich bei der Abwicklung dieses wichtigen Auftrags einen Fehler gemacht. Und natürlich ist dieser Fehler ganz oben beim Chef gelandet. Es sieht nicht gut aus für Sie.

Auf der anderen Seite wird der Schmerz im Rücken immer schlimmer. Sie wissen noch genau, wie Ihr Vater sich mit dem Bandscheibenleiden gequält hat.

Was werden Sie tun? Werden Sie eine Tablette nehmen, die Zähne zusammenbeißen und ins Büro gehen?

Oder gehen Sie zum Arzt?

Was Sie auch tun, es wird Nachteile für Sie haben!

■ Was Ihr Ergebnis bedeutet

Erinnern Sie sich bitte. Haben Sie sich beim Lesen eines der beiden Texte verspannt?

➤ Nein. Ich habe mich nicht verspannt. ☐

➤ Ja. Ich habe eine Verspannung gespürt:

Im Bauchraum ☐

Ich konnte nicht frei weiter atmen. ☐

In den Augen ☐

An einer anderen Stelle:

Wenn Sie nicht den ganzen Text bis zur kleinsten Schriftgröße durchlesen konnten, sollten Sie sich untersuchen lassen – falls Sie nicht ohnehin eine Brille tragen.

Sehen Sie auf beiden Augen gleich gut?

Betrachten Sie einen Punkt in der Ferne, z. B. ein Fensterkreuz am Haus gegenüber. Halten Sie dabei erst das eine, dann das andere Auge zu.

➤ Sind beide Augen gleich leistungsstark
oder bemerken Sie einen Unterschied? _____

Bitte notieren Sie das Ergebnis auf einem eigenen Blatt oder kreuzen Sie es gleich hier im Buch an.

➤ Ich sehe beide Punkte gleich gut. ☐

➤ Ich sehe mit dem linken Auge besser. ☐

➤ Ich sehe mit dem rechten Auge besser. ☐

Wenn Sie jetzt mit Erschrecken feststellen, dass ein Auge deutlich schlechter sieht als das andere, dann können Sie anfangen, es mit unseren auf Seite 75 bis 78 beschriebenen Grundprogrammen bewusst zu trainieren.

■ Was Ihr Ergebnis bedeutet

Sollten Sie bei diesem Test entdeckt haben, dass Sie nicht auf beiden Augen gleich gut sehen, und wenn die Unterschiede Sie nun stören, raten wir Ihnen, sich einmal vom Arzt untersuchen zu lassen.

Der blinde Fleck

Im normal begrenzten Gesichtsfeld gibt es einen Punkt, an dem Sie gar nichts sehen, das ist der blinde Fleck. Mithilfe der unten stehenden Abbildung können Sie ihn kennen lernen.

■ So wird´s gemacht

Schließen Sie Ihr linkes Auge, und blicken Sie mit dem rechten auf das Kreuz. Nähern Sie nun das Buch langsam Ihrem Gesicht. In etwa 30 Zentimeter Entfernung wird der schwarze Punkt rechts verschwinden.

➤ Konnten Sie den Punkt mühelos erkennen? ☐ Ja ☐ Nein

Rot-Grün-Blindheit

Jeder zwölfte Mann und jede zweihundertste Frau sind farbenblind – häufig, ohne das überhaupt zu wissen. Es handelt sich meist um die so genannte Rot-Grün-Blindheit, ganz selten gibt es Fälle von Blau-Blindheit. Im normalen Alltag stört diese Behinderung kaum. Der Fußballrasen sieht für die Betroffenen vielleicht anders aus als für die anderen Fans, aber man hat beim Farbensehen natürlich nur sich selbst

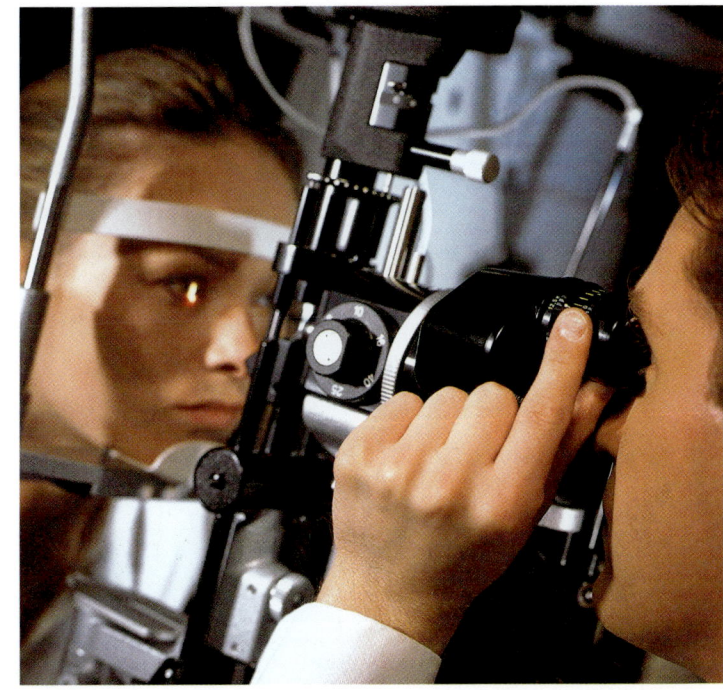

als Maßstab. Das richtige Erkennen von Farben ist heute wichtiger als früher, weil ein Teil unseres Informationssystems im Alltag über Farben geregelt ist. Am stärksten gilt das natürlich für den Straßenverkehr. Weil erwiesen ist, dass Rotblinde auffallend häufig in Auffahrunfälle verwickelt sind, brauchen sie ein augenärztliches Gutachten, um den Führerschein zu erwerben. Eine Grünblindheit wirkt sich viel weniger gravierend aus. In einer Fahrschule oder beim Augenarzt können Sie einen einfachen Test zur Feststellung der Rot-Grün-Blindheit machen.

Ein absolutes Berufsverbot für Farbenblinde gibt es bei Piloten oder Elektrikern.

Dreidimensionales Sehen

Der Abstand zwischen den Pupillen beträgt bei uns Menschen ungefähr sieben Zentimeter. Jedes Auge sieht die Welt dadurch in einem anderen Winkel, und so erhalten wir auf einen Blick eigentlich zwei jeweils etwas verschobene Bilder.

➤ Das können Sie ganz leicht nachprüfen, indem Sie zuerst ein Auge mit der Hand bedecken und danach das andere.

Dieses Sehen mit zwei Augen (lat. binokulares Sehen) ermöglicht es uns, dreidimensional zu sehen. Erstaunlich ist, dass bei etwa 20 Prozent der Menschen das binokulare Sehen nicht funktioniert.

➤ Wenn es Sie interessiert, ob Sie wirklich mit zwei Augen sehen, betrachten Sie die unten stehende Abbildung genau. Was können Sie erkennen?

■ Was Ihr Ergebnis bedeutet

Wenn Sie das dreidimensionale Bild erkennen konnten, arbeitet Ihr räumliches Sehen einwandfrei – und Sie können es auch »einsetzen«, wenn Sie es brauchen.

Konnten Sie das Bild nicht erkennen, ist entweder das dreidimensionale Sehen bei Ihnen nicht in Ordnung – oder Sie können es nicht aktivieren, wenn Sie es brauchen. Versuchen Sie einfach, das Bild nach einiger Zeit nochmals mit innerer Ruhe zu betrachten, und warten Sie ab, ob sich die Augen nicht doch umstellen.

Sicher kennen Sie ähnliche »Suchbilder« von Postkarten und aus Büchern, die vor einer Weile groß in Mode waren – seinerzeit allerdings zur reinen Unterhaltung.

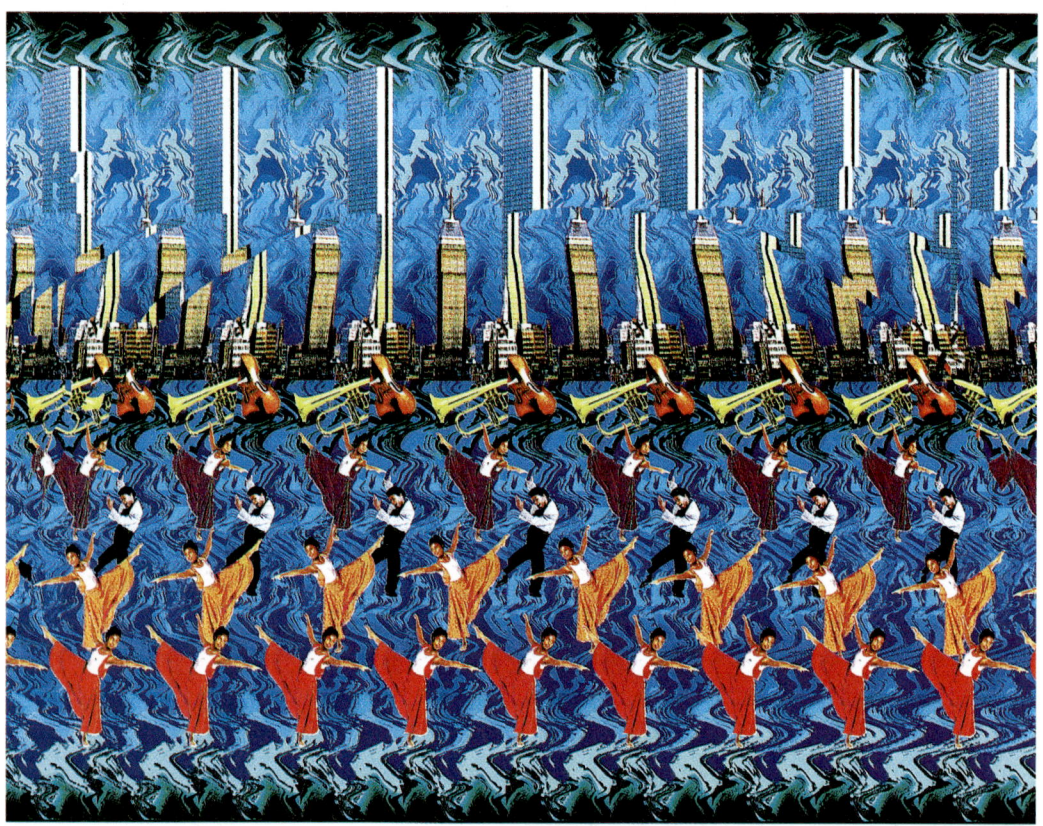

Für Brillenträger

Wenn Sie schon eine Brille haben, möchten wir Sie bitten, folgende Werte mit dem Datum des heutigen Tages (_____)
kurz zu notieren. Warum haben Sie die Brille?

➤ Ich bin kurzsichtig. ☐

➤ Ich bin weitsichtig. ☐

➤ Ich habe ein anderes Problem, und zwar:

_____

➤ Wie viele Dioptrien haben Sie rechts?   _____

➤ Wie viele Dioptrien links?   _____

Bitte betrachten Sie diese Bestandsaufnahme auch als Ansporn, die Verschlechterung oder Verbesserung Ihrer Sehkraft nicht allein dem Zufall oder dem natürlichen Alterungsprozess zu überlassen.

Beim Augenarzt

Obwohl wir Ihnen mit diesem Buch einen Leitfaden zur eigenen Verbesserung der Sehkraft und zur Entspannung der Augen mit einfachen, natürlichen Mitteln in die Hand geben, möchten wir Sie trotzdem daran erinnern, Ihre Augen hin und wieder auch vom Arzt untersuchen zu lassen.

Wie oft im Leben ist es aber auch hier so. Solange die Augen reibungslos funktionieren, nimmt man sie nicht wahr und denkt ebenso wenig über sie nach wie über ein anderes Organ. Erst wenn die Augen brennen, tränen oder schmerzen, wenn man nach einer Überanstrengung plötzlich schlechter sieht oder wenn andere Beschwerden auftreten, macht man sich Gedanken und geht zum Augenarzt. In aller Regel weiß man heute, was einen dort erwartet und mit welchen Mitteln die moderne Augenheilkunde arbeitet, um Probleme am Sehorgan zu beheben.

Verschlechterungen der Sehkraft werden sehr häufig durch Sehhilfen ausgeglichen: Heute trägt im Durchschnitt jeder zweite eine Brille oder Kontaktlinsen.

In leichten Fällen von Überanstrengung und bei harmlosen Infektionen werden Tropfen und Salben verschrieben, die man einfach zu Hause anwenden kann, sobald man sich daran gewöhnt hat, den eigenen Augen mit einem Fläschchen oder einer Tube näher zu kommen und sich selbst eine Flüssigkeit in den Bindehautsack zu träufeln.

Auffällig ist, dass in vielen Berufen, in denen die Augen stark bzw. einseitig beansprucht werden (also z. B. bei Programmierern), gehäuft Brillenträger anzutreffen sind.

Häufig unterschätzen wir die Belastung, der wir unsere Augen aussetzen.

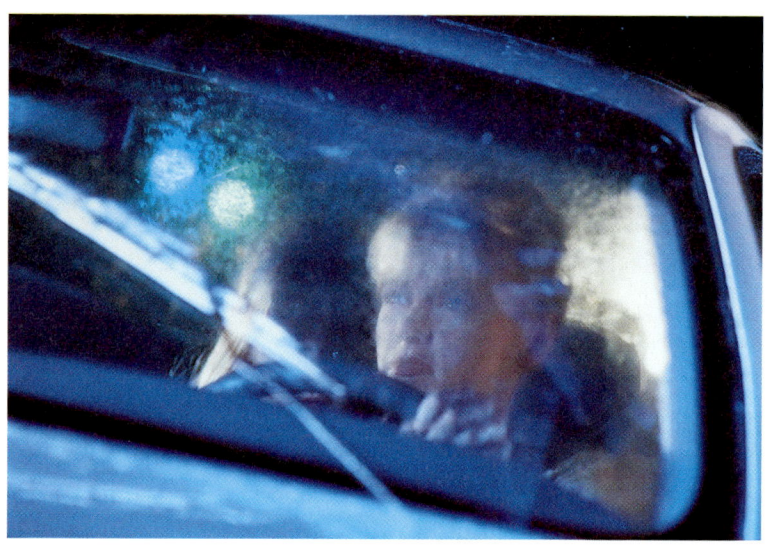

Schwere Stellungsfehler der Augen sowie die gefürchteten Erkrankungen grüner und grauer Star, aber auch Ablösungen der Netzhaut sowie andere Erkrankungen oder Verletzungsfolgen werden heute mit großem Erfolg operativ behandelt – teilweise mit so hochmodernen Geräten wie dem Laser.

■ Grenzen der Behandlung zu Hause

Es gibt viele Faktoren in der modernen Welt, die den Augen Schaden zufügen können. Augenstress beginnt bei Kunstlicht und dem stundenlangen Arbeiten am Computermonitor und reicht bis zur Überlastung der Augen nach einer nächtlichen Autofahrt im Schneetreiben. Außerdem liegt vieles nicht in unserer Hand. Erkrankungen und Verletzungen können jeden treffen. Sehstörungen können vererbt worden sein, z. B. Brechungsfehler.

Warnsignale für ernste Erkrankungen des Auges sind z. B. eine plötzliche Verschlechterung der Sehleistung, Lichtscheu und Erscheinungen wie Blitze, Punkte und verschwommenes Sehen.

Sollten Sie Probleme mit den Augen haben, ist der Gang zum Arzt immer der erste Schritt. Erst wenn ausgeschlossen wurde, dass eine ernste Erkrankung vorliegt, können Sie die Heilung selbsttätig mit natürlichen Mitteln unterstützen.

Die wichtigsten Erkrankungen, ihre Ursachen und Anzeichen stellen wir Ihnen ab Seite 117 vor.

Die Sehkraft stärken und erhalten

Sicher haben Sie beim Lesen unserer Beschreibung der Sehvorgänge im letzten Kapitel schon mitgedacht und sich überlegt, welchen Effekt man mit der Pflege seiner Augen erreichen und welche Auswirkungen ein Training oder Übungen auf einzelne Teile von Auge und Gehirn haben könnten.

Die hoch komplexen Vorgänge zwischen Auge und Gehirn entwickeln sich in den ersten Lebensmonaten. Wenn Eltern beobachten, dass ihr Baby sie ab einem bestimmten Tag tatsächlich erkennt, hängt dies mit der beginnenden Inbetriebnahme des Sehapparates zusammen. Babys können einige Monate lang nur Formen erkennen, dann erst nehmen sie Bewegungen und Farben wahr. Nun könnte man vermuten, dass sich die organische Basis des Sehens ab dem Moment, an dem das Sehen voll ausgebildet ist, nicht weiter entwickeln lässt. Doch das ist nicht so! Auch im fortgeschrittenen Alter ist sie noch entwicklungsfähig.

Viele Säugetiere, etwa Katzen, kommen blind zur Welt. Die höheren Lebewesen haben sich also entwicklungsgeschichtlich betrachtet den Luxus erlaubt, ihr wichtigstes Sinnesorgan langsam heranreifen zu lassen.

Entwicklungsfähigkeit des Sehzentrums

Wenn Kinder schon früh damit beginnen, sich für Musik zu interessieren, wenn sie ein Instrument lernen und täglich üben, geschieht etwas Eigenartiges mit ihrem Gehirn. Die zuständi-

Wie profitieren Augen und Gehirn von Übungen?

Am Auge selbst sind zu verbessern:
- Die Beweglichkeit der sechs äußeren Augenmuskeln
- Die Fähigkeit zu akkommodieren
- Die Fähigkeit zu fokussieren

Das Auge kann in diesen Punkten gestärkt werden:

- Stete Befeuchtung mit Tränenflüssigkeit zum Erhalt des Schutzfilms
- Bewusstes Erholen pflegt und stärkt strapazierte Augen

Das kann das Gehirn dazulernen:
- Bessere Integration beider Hirnhälften
- Ausbau des Sehzentrums

Neurologen vermuten, dass es ähnliche Phänomene auch bei anderen außergewöhnlichen Begabungen oder Spezialisierungen, z. B. bei Mathematikern, gibt.

gen Felder der Großhirnrinde nehmen um 25 Prozent mehr Raum ein als bei anderen Kindern, was man heute durch Farbaufnahmen der durchbluteten Region beweisen kann. Diese Ausformung des Gehirns geht im Lauf des Lebens zurück, wenn die Kinder das Interesse an der Musik verlieren. Es bleibt erhalten, wenn sie Musiker werden.

Ähnliches gilt für das Sehzentrum. Nachdem die Architektur des Sehzentrums und die Abläufe darin genauer erforscht wurden, konnte nachgewiesen werden, dass eine Anregung des Sehvorgangs auch zu einer Verbesserung der organischen Grundlagen führt. Erwachsene Ratten, die eine Zeit lang in einer Umgebung lebten, in der sie einer Fülle von visuellen Reizen ausgesetzt waren, hatten längere und komplexere Dendriten in der Sehrinde entwickelt – das sind Bausteine, die zusammen mit jeweils einer Nervenzelle ein Neuron bilden.

Man kann also mit einiger Sicherheit annehmen, dass auch der Mensch noch im fortgeschrittenen Alter seine neuronalen Verknüpfungen in dynamischer Weise umgestalten kann. Diese Schlussfolgerung ist Aufsehen erregend – und sie gibt allen, die mit den Übungen eine Verbesserung ihrer Sehfähigkeit erreichen wollen, fundierte Hoffnung.

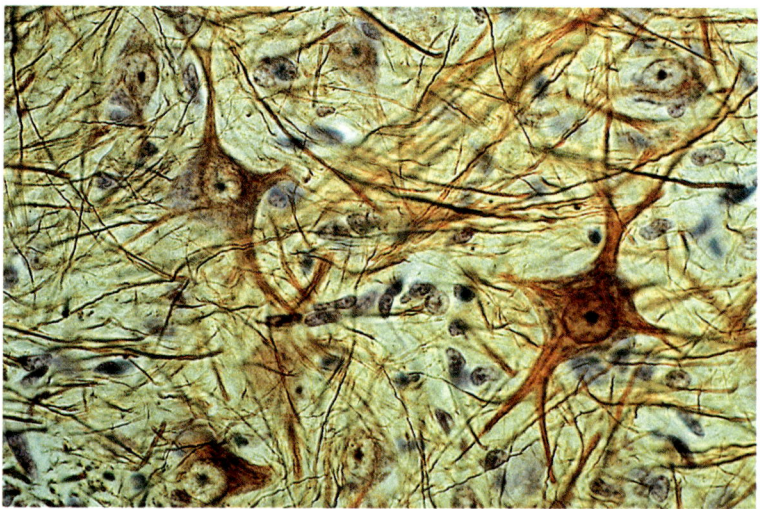

An der Verarbeitung visueller Reize sind eine Unzahl von Nervenzellen beteiligt; und je größer die Fülle der Reize, desto komplexer entwickelt sich die Verschaltung der Nervenzellen im Gehirn.

Bewusstsein und bewusstes Sehen

Es existiert aber noch eine weitere Möglichkeit, um besseres Sehen zu trainieren. Dazu müssen wir uns noch einmal vor Augen halten, dass das Sehen auch mit dem Interpretieren des Gesehenen zusammenhängt.

Das führt uns zurück zu der Frage: Wie setzt sich eigentlich das Bild zusammen, das in unseren Sehzentren jeweils in Bruchstücken angefertigt wird? Das ist heute noch nicht mit völliger Sicherheit zu beantworten. Man weiß allerdings schon, dass Verbindungen unter den Systemen bestehen und dass es ein übergeordnetes Areal gibt, in dem verschiedene Informationen zusammengesetzt werden. Mehr und mehr hat sich gezeigt, dass das gesamte Netz von Verbindungen innerhalb der Sehrinde voll funktionstüchtig sein muss, damit wir die Umwelt in allen Einzelheiten erkennen können. Wichtig ist, dass das Wahrgenommene auch ins Bewusstsein dringt.

Wir wissen heute, dass Sehen sich vom Verstehen ebenso wenig trennen lässt wie das Erkennen der visuellen Umwelt vom Bewusstsein. Und über das Bewusstsein selbst wissen wir noch sehr wenig. Auf jeden Fall können wir es einsetzen, um unser Sehen mit den entsprechenden Übungen zu verbessern, denn das Bewusstsein ist kein Ding – sondern ein Prozess. Wir möchten Sie einladen, sich für diesen Prozess zu begeistern.

Wir werden Ihnen mit Übungen fürs Bewusstsein, für mehr Aufmerksamkeit, für das Kurzzeitgedächtnis und mit Anleitungen zum Visualisieren Wege weisen, wie Sie – bildhaft gesprochen – das »Archiv in Ihrem Kopf« erweitern, indem Sie nicht nur neue Gegenstände hineinstellen, sondern auch neue Räume hinzugewinnen.

Werden Sie aktiv!

Die Grundprogramme dieses Ratgebers können Sie in den nächsten Jahren begleiten, wenn Sie Wert auf gutes Sehen legen – und bereit sind, regelmäßig Vorsorge für die Gesunderhaltung Ihrer Augen zu treffen. Da das Sinnesorgan Auge – wie alle anderen

Vorsorge, Rücksicht und Training können unsere Augen ebenso fit halten wie unser Herz, unseren Bewegungsapparat oder Stoffwechsel.

Organe auch – einem Verschleiß- und Alterungsprozess unterliegt, können Sie mit dem richtigen Wissen selbst eine Menge zum Erhalt Ihrer Sehkraft beitragen.

Wir bieten Ihnen auf den folgenden Seiten ein fundiertes Rundumprogramm mit einer Fülle von nützlichen Ratschlägen:

➤ Wohlfühltipps für die Augen, etwa der richtige Umgang mit Licht zu Hause und am Arbeitsplatz

➤ Warnhinweise, um die Augen vor dauerhaften Schäden, z. B. durch Überanstrengung, zu bewahren

➤ Hinweise zur Behandlung von leichten Verletzungen und beginnenden Erkrankungen

Wir wollen Sie motivieren, wieder gerne zu sehen. Die Augen sind das Fenster zur Seele. Ein bewusster Gebrauch wirkt sich nicht nur auf das Sehen heilsam aus, sondern auch auf unsere generelle geistige Präsenz im Alltag: Die Wahrnehmung wird feiner, das Denken kreativer, die Beziehungen klarer. Gelassenheit stellt sich ein.

■ Die praktischen Übungen

Wichtigster Bestandteil dieses Buches sind die praktischen Übungen. Wir haben für Sie ein Programm ausgearbeitet, das sich auf alle Säulen stützt, die zur Pflege und Heilung der Augen zur Verfügung stehen:

➤ Die klassische Augenheilkunde im Sinne der Schulmedizin, um Ihnen zu sagen, wo die Grenze des Übens zu Hause ist und wann Sie zum Arzt müssen

➤ Die einzigartig effektiven Übungen nach Dr. Bates (→ Seite 62), um die Augen gezielt zu entspannen, zu kräftigen und möglicherweise zu verbessern

➤ Eine breite Palette von alternativen Methoden und Mitteln, um Ihnen eine möglichst große Auswahl an Möglichkeiten zu bieten. Das sind z. B. Atemübungen, Augenyoga, Mandalas, Akupressur der Augenpunkte, Heilkräuter …

Immer wieder werden wir Sie anregen, innere Einkehr zu halten. So können Sie negative Gefühle erkennen und die Kraft der Seele für die Heilung nutzen.

Wenn Sie sich erstmals mit Ihren Augen beschäftigen, ist es sinnvoll, sich zunächst alle beschriebenen Übungen anzusehen und alle einmal auszuprobieren.

■ Positiver Nutzen der Übungen

Den bewussten Gebrauch der Augen kann man lernen. Sie tun schon viel für Ihre Augen, wenn Sie im Alltag bewusstere Seh- und Lebensgewohnheiten annehmen. Die Basis für eine Weiterentwicklung können unsere Grundprogramme sein. In unseren spielerischen Übungen erleben Sie den Zusammenhang von Wahrnehmung und Bewusstsein. Das Ergebnis ist nicht nur eine verbesserte Sehfähigkeit. Sie werden feststellen, dass Sie auch geistig zu größerer Klarheit gelangen und dass sich ein gelassener Blick auch in schwierigen Alltagssituationen einstellt.

➤ Es wird Ihnen in Zukunft leichter fallen, sich körperlich und geistig besser zu entspannen.

➤ Die Augenmuskulatur wird aktiviert.

➤ Die Verspannungen um den Augapfel herum werden abgebaut.

➤ Sie werden mit Stress besser fertig.

➤ Sie stellen plötzlich fest, dass Kopfschmerzen und andere Schmerzen viel seltener auftreten oder gänzlich verschwinden.

➤ Ihre körperliche Haltung wird sich verbessern.

➤ Ihre Atmung wird gleichmäßiger und tiefer.

Im Sinne der Ganzheitlichkeit, wie sie schon Dr. Bates praktizierte, stärken unsere Übungen Körper, Geist und Seele.

Grenzen der Übungen

Wir bieten Ihnen kein Übungsprogramm für die Heilung von Sehstörungen an, weil wir keine Garantie für eine Verbesserung von Kurzsichtigkeit, Weitsichtigkeit oder Schielen durch Augenübungen übernehmen können. Wir haben aber notiert, welche Übungen sich erfahrungsgemäß zu einer Verbesserung dieser Sehfehler eignen.

Was wir Ihnen zur Verfügung stellen können, ist eine sorgfältige Auswahl von Übungen und Methoden, mit denen Sie Ihren Augen von heute an wirklich Gutes tun können. Sie selbst aber müssen außer der Bereitschaft, sich mit dem Programm zu beschäftigen, noch etwas mitbringen, um den ganzen Erfolg des Augentrainings zu erleben, und das ist die Freude am Sehen, die Neugier darauf, die Welt mit den Augen bewusster zu erfassen!

»Risiken und Nebenwirkungen« sind bei den Übungen nicht zu erwarten – bitte beachten Sie aber trotzdem die Einschränkung bezüglich ernster Augenerkrankungen.

Praxis: Die Grundprogramme

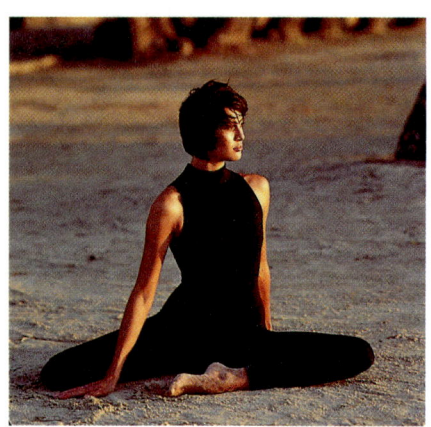

Unter unseren neun Grundprogrammen ist sicher auch das passende für Sie. Wir beginnen mit zehn Minuten zur Entspannung und Kräftigung und bieten dann Übungen an, die festgefahrene Sehgewohnheiten beenden. Zwei Spezialprogramme zeigen Ihnen, wie wohltuend Yoga und Mandalas auf Körper, Geist und Seele wirken. Wir sagen Ihnen, was Sie gegen Augenstress am Computer tun können und wie Sie die Entwicklung Ihres Kindes optimal begleiten. In erster Linie sind diese Programme eine Wohltat für die Augen, denn sie laden zum Verweilen ein, zum absichtslosen Schauen und zur Selbsterfahrung.

Zehn Minuten für jeden

Diese Zehn-Minuten-Grundübungen setzen sich zusammen aus einer einleitenden Entspannungsübung, dem klassischen »Palmieren«, Blinzeln und nach Wunsch einer zusätzlichen Lockerungsmassage.

Bevor wir Ihnen unsere einzelnen Programme vorstellen, finden Sie zu Beginn dieses Kapitels eine Zusammenstellung von sinnvollen Übungen, die Sie mindestens einmal am Tag machen sollten. Sie können diese Grundübungen jederzeit durch die angebotenen Spezialprogramme ergänzen oder ersetzen.

Die Grundübungen sind so aufgebaut, dass sie wirklich jeder machen kann. Ihr Ziel ist in erster Linie eine Entspannung des Sehens und das »Tanken« von frischer Kraft für die Augen.

Für den Anfang eine Atemübung

Entspannen Sie sich, und stellen Sie sich innerlich auf das Kommende ein. Wir bieten Ihnen dazu eine Atemübung an. Natürlich sind auch andere Entspannungsübungen wunderbar geeignet. Sie finden außerdem Anleitungen für das »Erden« auf Seite 94 und die »Aktivierung beider Augen« auf Seite 75.

Vom Umgang mit den Übungen

Die Grundprogramme helfen Ihnen bei der gezielten Verbesserung eines Problems. Wählen Sie das Programm oder die Programme aus, die für Sie am wichtigsten sind, und fügen Sie sie regelmäßig in Ihren Tagesablauf ein.

➤ Wie lange üben?

Mit den folgenden Programmen können Sie viel erreichen – obwohl die Übungen in unserer kurzen Form knapp 15 bis 20 Minuten Ihres Tages beanspruchen. Sie können die Entspannungsübungen grundsätzlich so lange durchführen, wie Sie wollen. Sie sollten sie aber, bevor Sie unruhig und nervös werden, langsam beenden. Ansonsten könnte Ihre innere Unruhe den Entspannungseffekt wieder aufheben.

➤ Wie lerne ich die Übungen?

Es ist sinnvoll, die einzelnen Programme erst einmal in Ruhe durchzulesen und erst dann mit dem Üben zu beginnen. So können Sie sich besser auf Ihre Empfindungen konzentrieren und vermeiden es, in Lernstress zu verfallen.

➤ Wer darf üben?

Grundsätzlich kann jeder die hier beschriebenen Programme durchführen, der gesund ist oder nur an leichten Beschwerden leidet. Bei bestehenden Erkrankungen wie grünem oder grauem Star dürfen Sie in keinem Fall üben. Sprechen Sie also bitte vorher mit Ihrem Arzt, wenn Sie unsicher sind.

➤ Was ist mit bestehenden Sehschwächen?

Kurz- und Weitsichtigkeit kann in einigen Fällen durch das Üben ebenso gemildert werden wie Alterssichtigkeit. Versuchen Sie einfach einmal, ob sich durch das Üben in diesen Punkten etwas verbessert. Auch wenn sich die Sehfehler dadurch nicht heilen lassen – die intensive Beschäftigung mit den Augen und dem Sehen wird Ihnen in jedem Fall ein Plus an Sehfreude bringen!

➤ Wichtig

Vor dem Üben die Kontaktlinsen herausnehmen und die Brille absetzen. Keine Übung machen, die Ihnen nicht bekommt. Nur so lange üben, wie es Spaß macht.

Qualität geht hier vor Quantität: Erfolge erzielen Sie letztlich nicht durch den erbrachten Zeitaufwand, sondern durch Umdenken in Ihren Seh- und Denkgewohnheiten. Dabei spielen Ihre Motivation und der Wunsch, eine Verbesserung zu erzielen, die tragende Rolle.

Die Augen fühlen sich anschließend viel ruhiger und kräftiger an. Der Grund: Die Vollatmung fördert die Durchblutung und versorgt auch die Augen mit Sauerstoff.

■ Die Übung in Schritten

Diese Übung können Sie im Liegen, Sitzen oder Stehen durchführen – wie Sie gerade Lust haben. Ihre Haltung sollte möglichst locker und entspannt sein.

➤ Legen Sie Ihre Hände auf den Bauch, direkt unterhalb der Rippenbögen. Lassen Sie einige Male den Atem kommen und gehen.

➤ Jetzt atmen Sie tief durch die Nase ein, die Hände heben sich leicht. Holen Sie die Luft hinauf in die Rippen, bis hoch ins Schlüsselbein.

➤ Dann atmen Sie aus.

Stellen Sie sich vor, Ihre Augen atmen mit. Das Einatmen geht über das Schlüsselbein hinaus bis in die Augen. Beim Ausatmen strömt die Luft wieder aus. Das machen Sie etwa zwei bis drei Minuten lang. Danach einige Male blinzeln.

Das Palmieren

Eine der einfachsten und wirkungsvollsten Methoden, sich schnell zu erholen und die Augen zu entspannen, heißt Palmieren. Beim Palmieren bedecken Sie die geschlossenen Augen mit Ihren beiden Handflächen. Der Begriff leitet sich vom englischen »palm« her, was Handfläche bedeutet.

Es gibt keine wirkungsvollere und einfachere Entspannungsübung für die Augen und das Sehzentrum. Palmieren lässt sich hervorragend zur Entspannung und Regeneration zu Hause, am Arbeitsplatz, während Schulungen und Tagungen durchführen; immer wenn sich Müdigkeit, Stress oder Nervosität bemerkbar machen. Danach werden Sie feststellen, dass Ihr Sehen deutlich erfrischt ist und Sie konzentrierter weitermachen können.

Auch wenn das etwas umständlich ist: Zur optimalen Wirkung sollten Sie Kontaktlinsen vorher herausnehmen.

■ Die Übung in Schritten

➤ Bedecken Sie die geschlossenen Augen mit den Händen. Die Handwurzeln liegen auf den Wangenknochen. Die Kleinfingerseiten der Hände schließen an beiden Seiten des Nasenrückens an, sodass möglichst kein Licht mehr einfällt. Die Finger überkreuzen sich auf der Stirn. Vor den Augen wölben sich schützend die Handteller, berühren aber nicht die Augäpfel. Sie bilden dunkle, warme Höhlen.

➤ In dieser Sicherheitszone können sich die Augen entspannen. Atmen Sie tief durch. Spüren Sie die warme Energie Ihrer Handflächen. Genießen Sie diese Entspannung und Ruhe. Denken Sie an einen Spaziergang, der besonders schön war. Lassen Sie die Bilder in allen Details vor Ihrem inneren Auge ablaufen. Vielleicht sehen Sie am Anfang noch Farben oder Lichtblitze, Zeichen dafür, dass Ihre Augen angestrengt sind.

■ Palmieren – aber richtig

Die ersten Male palmieren Sie zehn ruhige Atemzüge lang. Manchmal kommen Störgedanken, dann brechen Sie am besten ab und beginnen von Neuem. Sie werden schnell eine Zeitspanne herausfinden, in der Sie Ihre Augen optimal entspannen. Das sind mindestens drei, meist sogar fünf Minuten oder mehr.

Ihren entspannten Zustand des Palmierens sollten Sie ganz bewusst erst innerlich beenden. Nehmen Sie dann die Hände von den Augen, und öffnen Sie sie zunächst vorsichtig blinzelnd. Nehmen Sie aufmerksam wahr, wie Sie jetzt sehen.

Während der Übung wird das Sehzentrum entspannt. Testen Sie den Grad der Entspannung. Je tiefer das Schwarz vor den geschlossenen Augen, desto besser.

Vor dem Palmieren können Sie auch die Handflächen kräftig aneinander reiben, um die Durchblutung der Hände anzuregen und sie mit Energie aufzuladen. Ob sich Ihre Augen dann besser entspannen, wenn Sie erst die Hände reiben, finden Sie am besten selbst heraus.

Palmieren Sie immer, wenn Sie das Gefühl haben, Ihre Augen seien verspannt oder angestrengt. Das geht im Liegen oder im Sitzen, am Küchentisch ebenso wie am Schreibtisch.

Tipp

Wenn Sie im Sitzen palmieren, dann achten Sie darauf, dass Sie weder den Kopf hängen lassen noch den Hals abknicken, sonst wird die Durchblutung des Kopfes eingeschränkt. Richten Sie den Kopf gerade auf, und machen Sie den Nacken lang.

■ Mit neuer Kraft

Je häufiger Sie diese Übung zwischendurch machen, desto seltener werden Sie den Erschöpfungszustand von Augen und Körper erleiden müssen. Sind Ihre Augen entspannt, lockern sich auch andere Muskeln im Gesicht, Nacken und Halsbereich.

Ein Zusammenhang zwischen regelmäßigem, längerem Palmieren und dem Rückgang von starken Kopfschmerzen oder Migräneattacken wird immer wieder bestätigt. Auch Einschlaf- oder Durchschlafschwierigkeiten können durch regelmäßiges Palmieren vor dem Schlafengehen deutlich abnehmen.

Blinzeln

Je weniger Sie blinzeln, desto flacher ist übrigens Ihre Atmung. Wenn wir tief und bewusst ein- und ausatmen, blinzeln wir automatisch häufiger.

Normalsichtige, entspannte Augen blinzeln etwa alle drei Sekunden, also etwa zwanzigmal die Minute. Fehlsichtige, verspannte und überanstrengte Augen starren, das heißt sie bewegen sich kaum und blinzeln viel zu wenig. Das Blinzeln hat wichtige Entspannungs- und Regenerationsfunktionen:

➤ Die Augenoberfläche wird mit Tränenflüssigkeit befeuchtet und gereinigt.

➤ Die Augen regenerieren sich.

➤ Der Blick wird durch die Flüssigkeit klarer.

Ein Vollbad ist eine ideale Gelegenheit, um die Anstrengungen des Tages hinter sich zu lassen. Schließen Sie die Augen und entspannen Sie ganz bewusst Ihre Gesichtsmuskulatur.

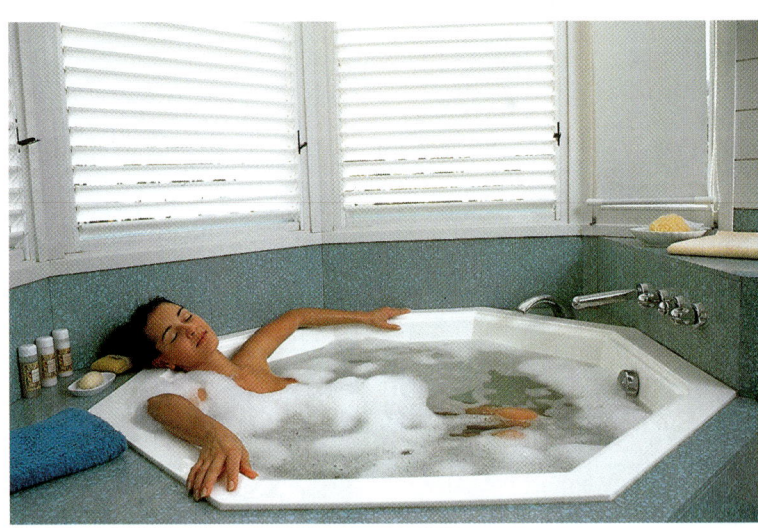

➤ Das Blinzeln unterbricht das Starren.

➤ Es verhindert eine Überanstrengung beim Sehen.

➤ Beim Blinzeln wird kurzfristig der Informationsfluss vom Auge zum Sehzentrum im Gehirn unterbrochen. Es entsteht eine wohltuende, entspannende Pause.

Haben Sie sich schon einmal Gedanken darüber gemacht, wie Sie richtig blinzeln? Beschreiben wir es als leicht, zart und locker, ohne dass Sie wirklich etwas spüren. Haben Sie während einer Arbeit das Gefühl, dass sich Ihre Sehleistungen plötzlich verschlechtern, blinzeln Sie einfach einige Male hintereinander, atmen Sie tief durch, und Sie werden feststellen, dass Ihr Blick auf einmal klarer ist.

Bei Bedarf zur Lockerung

Angestrengtes Sehen und Denken, Zeitdruck, Nervosität, Überforderung, Müdigkeit, Ärger und Sorgen führen zu verspannten oder verkrampften Muskeln in Gesicht, Kopf, Nacken, Schultern und zu angespannten Augenmuskeln. Wer seine Augen durch falsche Sehgewohnheiten einer Dauerbelastung aussetzt, ist automatisch im Hals-, Nacken- und Schulterbereich verspannt. Durch die verspannte Muskulatur fließt das Blut nicht so frei, wie es sollte, um die Augen und das Gehirn optimal mit Sauerstoff und Nährstoffen zu versorgen. Auch die Energie, die vom Körper zum Kopf frei fließen sollte, wird blockiert.

Nichts hilft bei solchen Beschwerden so gut wie ein paar Minuten Massage oder eine sanfte Akupressur. Die Anleitungen zur entspannenden Massage finden Sie unter »Hilfe für rote Computer-Augen«, ab Seite 90. Die Akupressur haben wir auf den Seiten 114 bis 117 genauer beschrieben. Machen Sie sich mit diesen wertvollen Entspannungstechniken vertraut, um sie bei Bedarf einfach und schnell anwenden zu können.

■ Bei Überanstrengung

➤ Empfehlenswert ist auch ein wohlig warmes Vollbad vor dem Schlafengehen mit angenehm duftenden und entspannenden

Lockern Sie vor der Massage die Muskeln Ihrer Hände. Reiben Sie hierzu die Hände wie bei Waschbewegungen aneinander. Anschließend streichen Sie die Finger mit der jeweils anderen Hand zu den Fingerkuppen hin aus, als wenn Sie etwas abwischen wollten.

Für einen Augentee, den Sie innerlich wie äußerlich anwenden können, nehmen Sie einen Teelöffel der Heilkräuter (aus der Apotheke) pro Tasse heißes Wasser und lassen die Mischung zehn Minuten ziehen.

Kräutern und Ölen. Wenn möglich, gönnen Sie sich häufig eine fachgerechte Nacken-Schultergürtel-Massage für Ihre verspannten Muskeln.

➤ Kalte Augenbäder und -kompressen helfen hervorragend bei Überanstrengung der Augen. Bei den ersten Anzeichen sollten Sie unbedingt eine Ruhepause einlegen. Schließen Sie Ihre Augen, legen Sie auf die Lider eine feuchtkalte Kompresse aus Augentrost-, Fenchel- oder Holundertee. Noch wirksamer ist ein kaltes Kräuter-Augenbad (→ Seite 118) mit den gleichen Zusätzen.

Klingen die Beschwerden nach der Behandlung nicht rasch ab bzw. treten sie immer wieder neu auf, besteht Verdacht auf eine Erkrankung der Augen. Lassen Sie sich vom Arzt untersuchen. Das gilt besonders auch dann, wenn Brennen und Druckgefühl auf den Augen mit anderen Symptomen wie Übelkeit, Erbrechen, Kopfschmerzen, Regenbogen- und Nebelsehen einhergeht.

Neu Sehen

Wenn Sie lange nichts für Ihre Augen getan haben, werden Sie schon einige Zeit in Sehgewohnheiten verfangen sein. Da ist es an der Zeit, das Sehen wieder neu zu entdecken. Sie finden in diesem Übungszyklus eine kleine Auswahl an unterschiedlichen Übungen, die alle zum Ziel haben, die Augen wieder beweglicher zu machen und Farben und Einzelheiten dessen, was Sie erkennen, intensiver und klarer erscheinen zu lassen.

Diese Übungen gehen im Ansatz auf Dr. Bates zurück (→ Seite 16). Sie sind also in therapeutischer Absicht entwickelt worden, und wir hoffen, dass sie Ihnen nicht nur Spaß machen, sondern dass sie Ihnen auch eine nachhaltige Verbesserung des Sehvermögens schenken.

Zur Vorbereitung

Nehmen Sie sich Zeit für die kommenden Erfahrungen. Vor allem am Anfang sind die Übungen sicher noch ungewohnt. Sorgen Sie also dafür, dass Sie während des Übens nicht gestört werden.

Wir empfehlen vor Beginn der eigentlichen Übungen zunächst eine Entspannungs- oder Einstimmungsübung zu machen, dazu eignen sich die Atemübung auf Seite 62, das Erden auf Seite 94 oder auch das Aktivieren beider Augen (→ Seite 75 bis 78).

Der Zauberpinsel

Suchen Sie sich ein ruhiges Plätzchen, und setzen Sie sich in bequemer, aber aufrechter Haltung hin. Nun inspizieren Sie den Raum, den Ort um sich herum ganz genau. Dazu wurde die Idee des Zauberpinsels entwickelt, den man auch als »Zauberstift«, »Zauberstab« oder »Fühler« bezeichnet hat. Man sieht nämlich anders, wenn man sich vorstellt, dass man eine Verlängerung an der Nase hat, mit der man die Bewegung der Augen beim Sehen begleitet.

➤ Stellen Sie sich also vor, Sie hätten so einen Zauberpinsel an Ihrer Nase.

➤ Lassen Sie nun Ihre Gedanken fließen, warten Sie darauf, dass Ihr Atem tiefer wird.

➤ Schauen Sie am besten auf eine leere Wand, und stellen Sie sich – bei geöffneten Augen – eine einfache Form vor, vielleicht einen Kreis. Diese Form umschwingen Sie mehrmals mit dem Pinsel.

Das Zeichnen in der Luft ist eine Vorübung zu den langen und kurzen Schwüngen, die wir ab Seite 78 vorstellen.

■ Fortsetzung für die Introvertierten

Was assoziieren Sie mit einem Kreis? Nehmen Sie nun ein Blatt und Zeichengerät, und zeichnen Sie die aus Ihrem Gedächtnis heraus entstehenden Bilder. Aus dem Kreis wird nach Lust und Laune ein Rad, eine Sonne.

Zeichnen Sie andere einfache Formen wie Rechtecke, Vier- und Dreiecke, und lassen Sie Ihre Phantasie spielen, während Sie sie in vertraute Gegenstände verwandeln.

Sie werden feststellen, dass diese kleinen Übungen auf Ihre Augen ausgesprochen anregend wirken. Merken Sie, wie tief und gleichmäßig Sie durchatmen und wie entspannt Sie sich fühlen?

Eine Weiterführung dieses Sehens ist übrigens das Malen von Mandalas, das wir Ihnen ab Seite 85 vorstellen.

Wenn Sie sich mit einer »handfesteren« Übung wohler fühlen, ist diese Aufgabe das Richtige für Sie. Hierfür brauchen Sie nur Papier und einen Malstift.

■ Fortsetzung für die Extrovertierten

Wer keine Lust hat, seinen inneren Bildern nachzugehen, kann auch äußere Schwünge nachzeichnen.

Machen Sie diese Übung nicht, wenn Sie ein Problem mit den Nackenwirbeln haben!

Zeichnen Sie mit dem Zauberpinsel eine liegende Acht, deren Schwung Sie, mit Kopf und Augen folgend – zuerst langsam, dann immer schneller –, entlangfahren. Machen Sie das ruhig zwei oder drei Minuten lang. Durch die fließende Bewegung werden Verspannungen im Hals- und Nackenbereich sowie rund um die Augen herum abgebaut. Die Augen starren nicht mehr, sie bewegen sich locker und frei.

■ Noch ein Wort zum Zaubern

Machen Sie sich den Zauberpinsel zum Freund fürs Leben. Ihr neues Hobby ist: Skizzieren mit dem Nasenstift, wo immer Sie sich auch aufhalten. Zeichnen Sie großformatig, und atmen Sie tief dabei durch, um Ihre Augen, Schultern und den Hals zu entspannen. Achten Sie darauf, sich nicht zu verkrampfen.

Blinzeln Sie zwischendurch immer wieder, und atmen Sie dabei ruhig und regelmäßig.

Umwandern

Bewegung ist gut – auch für die Augen. »Umwandern« von Gegenständen aber auch Lesen fördert bewegtes Sehen.

Diese Übungen bieten eine gute Möglichkeit, neue Sehgewohnheiten anzunehmen. Sie »umwandern« dabei Gegenstände, die Sie vor sich sehen, oder solche, die Sie sich vorstellen, mit Ihren Augen. Mit dem Umwandern lockern Sie Ihre Augenmuskulatur und nehmen die Augen aus dem Starren heraus.

Während Sie diese Zeilen lesen, verändert Ihr Blick seinen Standort ungefähr drei- bis fünfmal pro Sekunde, etwa 250-Mal pro Minute. Die Augen sind ständig in Bewegung und stellen sich automatisch auf jede Distanz scharf ein (→ »Der Akkommodationsvorgang«, Seite 28), auf die der Blick fällt. Auch Lesen ist eine Form von Umwandern. Deshalb fördert Lesen die Beweglichkeit der Augen. Durch das Umwandern und die Erinnerung an Einzelheiten wird die Gewohnheit, Bilder festzuhalten oder zu starren, durch die neue Erfahrung des bewegten Sehens ersetzt.

■ Wohltuende fließende Bewegung

Durch das regelmäßige Üben eines entspannten Schweifenlassens des Blickes erfassen Sie alle Gegenstände oder Lebewesen, die plötzlich in Ihrem Gesichtsfeld auftauchen können, leichter. Umwandern erhöht zugleich Ihre Wachsamkeit und auch Ihre Sehkraft. Haben Sie das Gefühl, dass Ihre Augen ausruhen möchten, dann können Sie jederzeit zwischendurch palmieren (→ Seite 62).

■ Grundübung in Schritten

➤ Setzen Sie sich, mit gerader Wirbelsäule, vor einen Gegenstand – z. B. eine Blumenvase – hin, und zwar in einem solchen Abstand, dass Sie ihn gerade noch scharf erkennen können.

➤ Dann stellen Sie sich wieder vor, dass an Ihrer Nasenspitze ein langer Zauberpinsel befestigt ist, mit dem Sie die Blumenvase nachzeichnen (→ Seite 67). Ihre Augen folgen der Spitze des Zauberpinsels.

➤ Bewegen Sie Ihren Kopf beim Skizzieren mit. Augen und Zauberpinsel umwandern zuerst die äußeren, dann die inneren Linien und Umrisse der Vase.

Nehmen Sie auf diese Weise den Gegenstand, den Sie vor sich haben, bewusst wahr, und achten Sie genau darauf, was Sie bzw. Ihre Augen tun. Überspringen Ihre Augen einige Stellen? Sind die Abstände zwischen den einzelnen Bildern, die Sie in sich aufnehmen, eher groß? Beobachten Sie die Koordination von Augen- und Kopfbewegung. Laufen Ihre Augen dem Zauberpinsel davon?

Varianten: Gehen Sie der Form eines Notenschlüssels mit den Augen nach (am Mittelpunkt beginnen). Üben Sie dies siebenmal. Dann zeichnen Sie ein Schneckenhaus – von innen nach außen und wieder zurück. Insgesamt sieben Stück.

■ Erweiterung der Übung

Nach und nach wird es Ihnen immer besser gelingen, Augen und Zauberpinsel langsam an den von Ihnen ausgesuchten Linien entlanggleiten zu lassen. Sie werden ganz locker die Umrisse von Gegenständen in Ihrer unmittelbaren Umgebung mit der Spitze des Zauberpinsels nachzeichnen.

Beginnen Sie mit den Umrissen großer Objekte, die Sie am besten erkennen. Gehen Sie dann über zu kleineren Gegenständen.

Wechseln Sie zwischen großen und kleinen Formen ab, und machen Sie sich mit dieser neuartigen Aktivität und Beweglichkeit vertraut.

■ Für Fortgeschrittene

Als Nächstes verbinden Sie Objekte in Ihrer Umgebung mit dem Pinsel. Ihre Aufmerksamkeit lassen Sie von einem Gegenstand zum nächsten fließen. Üben Sie das immer wieder hintereinander. Lassen Sie sich Zeit dabei.

Spielplatz für die Augen

Zum Abschluss der Übungen geben wir Ihnen Anregungen für eine kleine Grundausstattung von Formen, die Sie immer bei sich tragen können. Wir nennen sie den Spielplatz für die Augen.

■ Immer griffbereit!

Wenn Sie größere Abbildungen brauchen, um das Umwandern zu üben, zeichnen Sie sich Ihre Lieblingsformen einfach auf einem Blatt Papier nach. Es kommt ja nicht auf künstlerische Fähigkeiten, sondern nur auf die Formen an.

Legen Sie das Buch bereit, oder zeichnen Sie die abgebildeten Formen ab. Beim Üben werden Sie sich schnell darüber klar werden, welche Formen Sie besonders gern mögen. Verstehen Sie bitte diese Vorlagen nur als Anregung, die sie beliebig um ähnliche Formen erweitern können.Wichtig ist nur, dass Sie immer eine Vorlage bei sich haben, um sich an die Formen zu erinnern, die Ihren Augen gut tun.

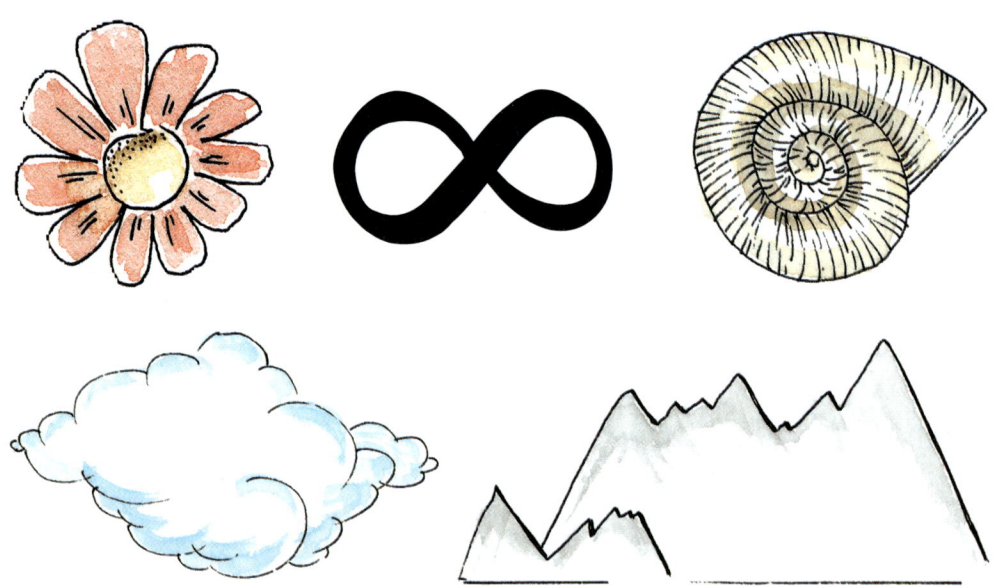

■ Immer dabei

Noch leichter können Sie es sich machen, wenn Sie einige Übungen so verinnerlichen, dass Sie sie immer geistig im Gepäck haben. Diese Übungen sind aber schon für die Fortgeschrittenen bestimmt, bei denen das Umwandern so weit ausgebildet ist, dass sie Formen und Bilder im Gedächtnis speichern und mit ihnen spielen können.

Vergessen Sie nicht, nach dem Üben ganz bewusst zu blinzeln und entspannt durchzuatmen.

Bei allen Übungen, die eine gewisse Konzentration erfordern, ist es wichtig, sich nicht zu verkrampfen und sich nicht selbst unter Leistungsdruck zu setzen, sondern entspannt und spielerisch an das Ganze heranzugehen.

■ Variante: Gummiring

Jetzt folgt eine Übung mit erhöhtem Schwierigkeitsgrad: der Gummiring. Diese Übung kräftigt die Augenmuskulatur und ist deshalb besonders für Kurzsichtige zu empfehlen.

➤ Sie zeichnen sich im Kopf einen Gummiring, bis Sie ihn richtig vor sich sehen können.

➤ Dann drücken Sie ihn in der Vorstellung oben und unten zusammen. Es entsteht ein liegendes Gummi-Ei.

➤ Jetzt lassen Sie das Ganze wieder aufspringen. Aber Vorsicht: Die Augen dabei nicht aufreißen.

➤ Nun den Ring links und rechts zusammendrücken. Das Gummi-Ei stehen und wieder zurückspringen lassen.

➤ Das Ganze siebenmal wiederholen.

Für das Archiv im Gehirn

Wie Sie auf Seite 39 schon gelesen haben, ist unsere Wahrnehmung auch von der Bestückung dessen abhängig, was wir das »Archiv im Kopf« genannt haben. Um die Sehleistung zu aktivieren und zu beleben, gibt es unendlich viele Möglichkeiten, dieses Archiv auszubauen.

Immer und überall sammeln

Wir möchten Sie anregen, möglichst jede intensive Begegnung mit neuen Bildern und Gegenständen wahrzunehmen. Suchen Sie

Tatsächlich ist es eher Bequemlichkeit als mangelnde Fantasie, die Betrachter eines abstrakten Gemäldes die Schultern zucken und sagen lässt: »Damit kann ich nichts anfangen.«

Das Entscheidende ist hier, sich keinen Plan zu machen, um nicht nur vorgefasste Meinungen und »Anschauungen« bestätigt zu finden.

sich je nach Neigung etwas aus, das Ihnen Spaß macht. Für Sportfans gibt es außer den Übertragungen im Fernsehen auch die realen Wettkämpfe, Tierliebhaber können sich in der Beobachtung und Spurensuche in der Natur üben, Kunstliebhaber gehen in Museen, Ausstellungen, Theateraufführungen … Es gibt so viele Gelegenheiten, bewusster zu sehen.

Das Wichtige ist in diesem Fall nicht, dabei zu sein! Man kann genauso sagen, dass Sie nicht dabei gewesen sind, wenn Sie nichts gelernt haben. Versuchen Sie genauer hinzusehen als sonst. Bemühen Sie sich darum, Prozesse zu erkennen, Einzelheiten wahrzunehmen. Sehen Sie hinter die Kulissen. Eignen Sie sich Wissen an!

Visualisieren

Ein weiteres gutes Training für Augen und Gehirn ist das so genannte Visualisieren. Unser Gehirn filtert und interpretiert alles, was die Augen erblicken, und macht uns das Gesehene bewusst. Dabei unterscheidet es nicht zwischen realen Gegenständen und Ereignissen und allem, was Sie sich nur vorstellen. Das können Sie sich gezielt zunutze machen, indem Sie das Visualisieren erlernen.

Visualisieren heißt, sich bei geschlossenen Augen einen einzelnen Gegenstand oder eine ganze Szene vorzustellen. Sie bewegen sich während der Visualisierung in diesem Bild, nehmen es in sich auf und betrachten die einzelnen Bildelemente in Ihrer Vorstellung so, als würden Sie sie mit offenen Augen erblicken. Beim Visualisieren trainieren Sie das Sehzentrum und üben, Bilder besser im Gedächtnis zu behalten.

Zwingen Sie Ihr Gehirn, sich mit der Zeit an alle Farben zu erinnern. So trainieren Sie das Sehzentrum, verschollene Farbeindrücke neu zu speichern und auch im Alltag nicht »unter den Tisch zu kehren«.

■ Fangen Sie langsam an

Nehmen Sie sich zu Beginn nicht zu viel vor. Eine einfache Form, beispielsweise ein Kreis oder eine Acht, sind relativ einfach zu visualisieren. Spielen Sie in Gedanken mit diesen Figuren, indem Sie sie mit dem geistigen Auge umwandern, wie im vorhergehenden Abschnitt dargestellt.

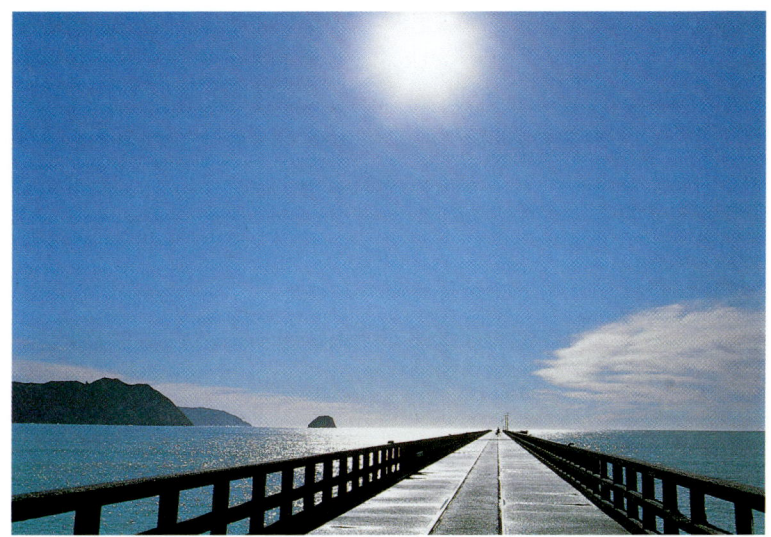

Beim Visualisieren
sind Ihrer Fantasie
keine Grenzen gesetzt.
Diese Art des geisti-
gen Sehens dient
nicht nur der Entspan-
nung. Sie trainieren
gleichzeitig Ihr Seh-
zentrum und lernen,
Bilder im Gedächtnis
zu behalten.

Eine komplexere Art geistigen Sehens ist, sich eine lichtdurchflutete Landschaft vorzustellen, in der Sie gerne leben würden oder
wie sie vielleicht nur in Ihrer Fantasie existiert.

Das visuelle Gedächtnis können Sie auch trainieren, indem Sie
ein Gemälde, ein Foto oder eine natürliche Landschaft betrachten, dann die Augen schließen und versuchen, sich so viel wie
möglich aus diesem Gesamteindruck ins Gedächtnis zu rufen.

Das Palmieren als Entspannungsübung haben Sie bereits kennen
gelernt (→ Seite 62). Besonders reizvoll für Ihre Augen kann es
sein, Palmieren und Visualisieren einmal miteinander zu kombinieren. Sie entspannen Ihre Augen und trainieren gleichzeitig Ihr
optisches Gedächtnis.

■ Grundübung in Schritten

Nehmen Sie Fotos oder Abbildungen in Zeitschriften und Büchern
zur Hand, die Ihre Fantasie anregen. Diese Bilder sollten allerdings alle nach dem gleichen Prinzip gestaltet sein: Sie müssen
verschiedene Farben, Objekte in allen Entfernungen und eine
gewisse räumliche Tiefe haben, ohne mit zu vielen Details über-
frachtet zu sein. Am besten eignen sich Landschaftsfotos.

➤ Betrachten Sie das Foto in aller Ruhe.

➤ Schließen Sie die Augen und rufen Sie es in Ihr Gedächtnis zurück. Konzentrieren Sie sich auf die Farben. Welche Farbe hatte die Wiese? War der Himmel blau, oder waren Wolken zu sehen? Was konnten Sie am Horizont erkennen?

➤ Öffnen Sie nun die Augen, und vergleichen Sie das Bild mit Ihrem visuellen Gedächtnis. Woran konnten Sie sich mühelos erinnern? Was wurde von Ihrem Sehzentrum ignoriert?

➤ Machen Sie die Übung immer wieder. Entspannen Sie sich dabei. Atmen Sie tief und regelmäßig durch.

■ Erweiterte Übung

➤ Betrachten Sie noch einmal konzentriert und in aller Ruhe ein Landschaftsfoto.

➤ Schließen Sie die Augen. Versetzen Sie sich in die abgebildete Landschaft.

Man kann diese innere Wanderung mit einem Tagtraum vergleichen, nur dass Sie sich in diesem Fall bemühen sollten, sich Einzelheiten so genau wie möglich vorzustellen.

➤ Erspüren Sie sie mit all Ihren Sinnen. Lassen Sie sich von einem leichten Wind umspielen. Nehmen Sie den Geruch des Grases, des Meeeres, des Schnees wahr. Hören Sie die Geräusche, das Singen der Vögel, das Rauschen der Brandung. Spüren Sie das Sonnenlicht. Wenn Sie in Ihrer Fantasie einen Standort in der Landschaft gefunden haben, der Ihnen gefällt, dann schauen Sie sich um. Was sehen Sie? Was ist außerhalb des Bildausschnitts zu sehen? Wie setzt sich in Ihrer Fantasie die Landschaft fort? Sehen Sie einen schönen Baum oder in der Ferne ein paar Kühe auf der Weide? Vermitteln Sie Ihrem Gehirn einen rundum positiven Eindruck der Landschaft. Öffnen Sie sich. Ihr Gehirn wird es Ihnen danken, indem es die Seheindrücke stärker mit Ihren positiven Gefühlen verbindet.

■ Weißmalen

Dies ist eine leichte Übung, die sich für das Training einer verbesserten Vorstellungskraft besonders gut eignet.

➤ Palmieren Sie zunächst einige Minuten (→ Seite 62) und bleiben Sie mit abgeschirmten Augen sitzen.

➤ Stellen Sie sich vor, auf der weißen Wand vor Ihnen sei ein großes Quadrat aufgemalt, dessen Ecken diagonal miteinander verbunden sind. Umwandern Sie im Geiste diese Form mehrmals. Spazieren Sie anschließend auf einer Diagonalen in das Zentrum des Quadrats. Verweilen Sie dort eine kurze Zeit. Folgen Sie einer der Linien wieder hinaus zur Umrisslinie. Gehen Sie auf diese Weise einige Minuten auf den Linien spazieren.

Sie werden feststellen, dass Ihre Augen die Bewegung so verfolgen, als würden Sie tatsächlich dieses Gebilde vor sich sehen. Mit dieser Übung haben Sie das Zusammenwirken von Auge und Sehzentrum trainiert, nur in umgekehrter Reihenfolge, als es normalerweise bei offenen Augen geschieht.

Sich etwas nicht Vorhandenes vorstellen zu müssen, ist für uns ungewohnt, da wir sonst ständig eine Flut von visuellen Eindrücken zu verarbeiten haben. Eine Umkehrung dieses Sehprozesses ist überaus entspannend für die Augen.

Integration beider Gehirnhälften

Alle Eindrücke, die die Netzhaut des Auges erreichen, werden in Signale umgewandelt, die der Sehnerv ans Gehirn weiterleitet (→ Seite 30). Dabei kommt es zu einer Umschaltung an der Sehnerven-Kreuzung, denn ein Teil der Bilder, die das linke Auge aufnimmt, erreichen das Sehzentrum in der rechten Gehirnhälfte – und umgekehrt. Warum das so ist, weiß bis heute niemand. Das Gehirn sammelt dann die Daten vom linken Auge und »fusioniert« sie mit denen aus dem rechten.

Beide Augen aktivieren

Mit der folgenden Übung wird zunächst das »energetische Gleichgewicht« der Augen wiederhergestellt. Während theoretisch immer beide Augen am Sehen gleich stark beteiligt sind, sieht es in der Praxis oft anders aus. Wer nämlich bei der Arbeit in erster Linie eine Gehirnhälfte benützt, nimmt gleichzeitig auch das zugehörige Auge mehr in Anspruch. Wer im Beruf vor allem sein formal-logisches Denken oder seinen analytischen Verstand braucht, arbeitet in erster Linie mit seiner linken Gehirnhälfte. Von den Augen aus gesehen, heißt das: Das rechte muss mehr leisten als das linke.

Bewusst die Aufnahme und Verarbeitung von Bildern auf beiden Seiten zu trainieren, ist eine gute Übung, um das Sehvermögen allgemein zu steigern.

■ Die Übung in Schritten

Nehmen Sie für diese Übung eine ganz bequeme Körperhaltung ein – am besten im Sitzen oder Liegen. Wichtig ist dabei, dass Kopf und Nacken eine Linie bilden.

Das Aktivieren beider Augen ist auch eine ideale Einstiegsübung für alle, die in Arbeitspausen ihren Augen Erholung gönnen wollen.

➤ Heben Sie zunächst die Hände in Augenhöhe. Die Finger sind locker und leicht gekrümmt. Überkreuzen Sie die Hände etwa fünf Zentimeter vom Gesicht entfernt. Dabei schweben die Fingerspitzen der rechten Hand am äußeren Ende der linken Augenbraue, die linken Fingerspitzen am Außenrand der rechten Braue.

➤ Bewegen Sie die gekreuzten Hände jetzt auseinander. Die linken Fingerspitzen in Richtung linke Schläfe, die rechten Finger zur rechten. Gehen Sie bis jeweils fünf Zentimeter außerhalb der Schläfe.

➤ Anschließend nehmen Sie die Hände herunter bis auf Brusthöhe. Hier die Finger kräftig nach unten schütteln, als wollten Sie die verteilte Energie in den Boden abstoßen.

➤ Diese Übung drei Minuten lang wiederholen.

Fusionieren

Bevor Sie mit den Fusionsübungen beginnen, beachten Sie bitte die folgenden Hinweise:

➤ Nehmen Sie Ihre Brille ab oder die Kontaktlinsen heraus.

➤ Entspannen Sie sich. Seien Sie locker, spielerisch und gelöst. Schlagen Sie die Beine nicht übereinander. Jede Anstrengung, jeder Zwang, sich zusammenzunehmen, verkrampft und verspannt automatisch die Augenmuskulatur. So wird der Energiefluss zwischen Augen und Gehirn blockiert.

➤ Atmen Sie während des Übens tief und regelmäßig. Blinzeln und gähnen Sie häufig.

■ Grundübung in Schritten

➤ Bedecken Sie Ihr linkes Auge für einen kurzen Augenblick mit Ihrer linken Hand. Was Sie jetzt wahrnehmen, ist die sichtbare Welt Ihres rechten Auges. Drehen Sie langsam Ihren Kopf, und achten Sie darauf, wie die Dinge aus der Sicht dieses Auges aussehen.

➤ Anschließend bedecken Sie Ihr rechtes Auge mit der rechten Hand. Sie werden feststellen, dass Sie die Dinge aus dem so genannten »anderen Blickwinkel« sehen. Die Farben sind unter Umständen unterschiedlich, Ihr innerer Gedankenfluss wird vermutlich andere Nuancen aufweisen.

➤ Lassen Sie nun beide Augen unbedeckt. Wenn die Energie und die Botschaften aus beiden Augen miteinander verschmelzen, erhalten Sie mehr Tiefenschärfe und intensivere Farben – eine Erfahrung, die man nur mit beiden Augen erleben kann.

Diese Übung hilft, die ungleiche Belastung beider Augen zu mildern und das Sehen wieder auf beide Augen zu verteilen.

■ Erweiterte Übung

Anschließend machen Sie weiter mit folgender Fusionsübung:

➤ Betrachten Sie Ihren linken Zeigefinger, den Sie etwa 30 Zentimeter vor Ihrem Gesicht erheben. Den rechten Zeigefinger halten Sie ungefähr im doppelten Abstand dahinter. Wenn Sie mit beiden Augen auf den linken Finger blicken, erscheint hinter ihm der rechte Zeigefinger zweimal, einmal rechts und einmal links. Konzentrieren Sie sich mit beiden Augen auf den rechten Finger, scheinen zwei linke Finger ihn einzurahmen.

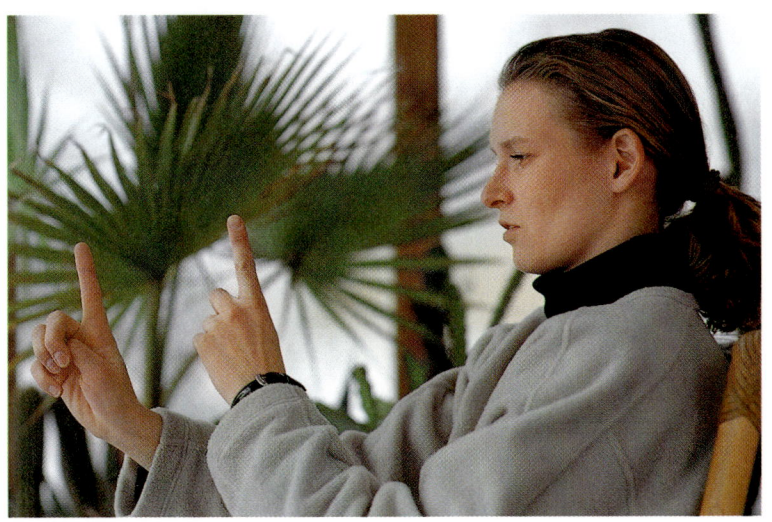

Mit dieser erweiterten Fusionsübung können Sie Ihre Augen hinters Licht führen. Fixieren Sie den Zeigefinger der rechten Hand, so erscheint der Finger der linken Hand doppelt. Vergessen Sie nicht, Ihren Augen nach dieser Übung eine Entspannungspause zu gönnen.

➤ Richten Sie dann den Blick noch weiter geradeaus auf einen weiter entfernt liegenden Punkt hinter den Fingern. Der linke Finger erscheint zweimal sehr verschwommen, der rechte ist auch zweimal zu sehen, allerdings viel klarer.

➤ Lassen Sie Ihren Blick nun vom linken zum rechten Zeigefinger und anschließend in die Ferne schweifen. Beobachten Sie, wie der jeweils nicht betrachtete Finger in der Ferne vor Ihren Augen erscheint.

➤ Mit dem Palmieren (→ Seite 62) verschaffen Sie Ihren Augen anschließend eine erholsame Entspannung.

Tiefe Entspannung für die Augen

Wenn durch Hektik, Nervosität, Anspannung oder Ärger die Grenze Ihrer Belastbarkeit erreicht ist, dann verhelfen Ihnen schon ein bis drei Minuten »Körper-Schwingen« zu mehr Gelassenheit und Entspannung.

»Menschen mit mangelhaftem Sehvermögen leiden unter der Verkrampfung aller Nerven und Muskeln des Körpers. Durch richtiges Üben der Körperschwünge lassen sowohl Müdigkeit wie Schmerzen, Schwindel und andere Symptome nach, da Schwünge auf verkrampftes Sehen lösend wirken.« Dr. med. William Bates (→ Seite 16) hielt das Schwingen, wie wir es Ihnen anschließend vorstellen möchten, für eine hervorragende Methode, um sich in kürzester Zeit zu entspannen und um seine Mitte, den »ruhenden Pol in sich«, zu finden.

Darüber hinaus haben einige der Schwungübungen einen therapeutischen Effekt, und sie werden deswegen von einigen Augenschulen ganz bewusst zur Heilung eingesetzt. Da diese Wirkungen aber noch nicht wissenschaftlich anerkannt sind, haben wir sie immer nur am Rand vermerkt.

Bewegung ins Sehen bringen

Kinder, die ihren Bewegungsdrang noch nicht unterdrücken, setzen Dreh- und Schwingübungen instinktiv ein. Mit Schwingübungen lernen sie Dinge, die in Bewegung sind, besser zu erfassen. Formen und Farben gleiten während des Schwingens an ihnen vorbei und vermitteln ein Gefühl des Bewegtseins. Das stimuliert den Energiefluss in ihren Augen, ihrem Geist und Körper.

Nicht nur das Sehvermögen verbessert sich, Sie selbst fühlen sich lebendig und zufrieden. Ihr Gesicht fühlt sich weich und locker an. Körperschwünge sind die elementarsten und natürlichsten Entspannungsbewegungen und bringen vielfältigen Nutzen:

➤ Beide Schwungübungen lockern, entspannen und bewegen die Augenmuskulatur.

➤ Auch die Atmung wird tiefer und entspannter.

➤ Durch die Schwünge werden Rückgrat und Wirbelsäule bewegt und massiert.

➤ Die Schwünge verbessern die Beweglichkeit von Nacken- und Halsmuskulatur.

➤ Das sanfte Drehen des Kopfes und der Wirbelsäule löst Verspannungen im Nacken-, Schulter- und Brustbereich.

➤ Die Schwünge fördern die aufrechte Kopfhaltung über der Wirbelsäule.

➤ Sie tragen zur Entwicklung von Rhythmus und Körpergefühl bei.

➤ Das Gefühl der Bewegung kann Reiseübelkeit vermindern oder ganz vermeiden helfen.

➤ Die Schwünge gelten zusammen mit dem Palmieren (→ Seite 62) vor dem Schlafengehen als bestes Einschlafmittel.

Die Aufnahmebereitschaft der Augen steht in engem Zusammenhang mit der Gelöstheit unserer gesamten Muskulatur. Körperliche Bewegung hilft krank machende Blockaden zu lösen.

Im Stehen – das lange Schwingen

Freie Bewegungen machen frisch und munter und lösen das Sehen aus bestehenden Begrenzungen! Probieren Sie doch einmal aus, wie die langen Schwünge im Stehen Ihnen und Ihren Augen bekommen.

Bei dieser Übung müssen die kleinen Muskeln um die Linse die Einstellung von Nah auf Fern mitmachen.

■ Vorbereitung

➤ Stellen Sie sich locker hin, Beine breit. Am besten machen Sie die Übung vor einem geöffneten Fenster oder im Freien.

➤ Damit Sie ganz aufrecht stehen, stellen Sie sich vor, Ihre Schädeldecke würde mit einem Magneten an die Zimmerdecke

Diese Übung wird in einigen Sehschulen in den USA bewusst eingesetzt, um die Akkommodation bei Kurz-und Weitsichtigen zu trainieren.

oder in den Himmel gezogen. Lassen Sie die Arme seitlich locker herunterpendeln.

➤ Hüpfen Sie nun einige Male auf und ab, bevor Sie dazu übergehen, sich langsam, weich und rhythmisch, das Gewicht vom einen auf den anderen Fuß verlagernd, hin- und herzuwiegen. Wenn Sie diese Bewegung mühelos ausführen können, kommt der nächste Schritt wie von selbst.

■ Das lange Schwingen

➤ Wenn Sie gerade auf dem rechten Fuß stehen, schwingen Sie mit Hilfe des linken 90 Grad nach rechts.

➤ Dann schwingen Sie wieder in die mittlere Position zurück und anschließend 90 Grad nach links.

Die Arme schwingen mit der seitlichen Drehung des Oberkörpers sanft mit.

➤ Nun »nehmen« Sie die Augen mit. Sie müssen jetzt lernen, bei dieser Übung fließend von einem Gegenstand in der Nähe zu einem Gegenstand in der Ferne zu gleiten – in Bewegung. Richten Sie z. B. Ihren Blick auf einen Blumentopf auf der Fensterbank oder einen Baum oder Busch in Ihrer Nähe. Später richten Sie Ihren Blick auf das Nachbarhaus oder lassen ihn Richtung Horizont schweifen. Zunächst wird sich Ihr Blick ruckartig bewegen. Es braucht schon etwas Übung, aus der Schwingung des Körpers heraus die ausgewählten Objekte im Fluss wahrzunehmen. Während Sie diese Übung machen, sollten Sie nur an das denken, was Sie sehen.

Im Sitzen – das kurze Schwingen

Hals- und Nackenmuskulatur entspannen sich durch diese Übung, und der Stoffwechsel vom und zum Kopf wird angeregt. Das vorgestellte Dagegenschwingen ist außerdem gut für die willkürliche Augenmuskulatur, denn sie wird dabei entspannt.

■ Die Übung in Schritten

➤ Sie sitzen aufrecht und locker. Stellen Sie sich wieder einen Magneten vor, der Ihren Kopf zur Decke zieht. Sie atmen ein paar Mal durch und schließen die Augen.

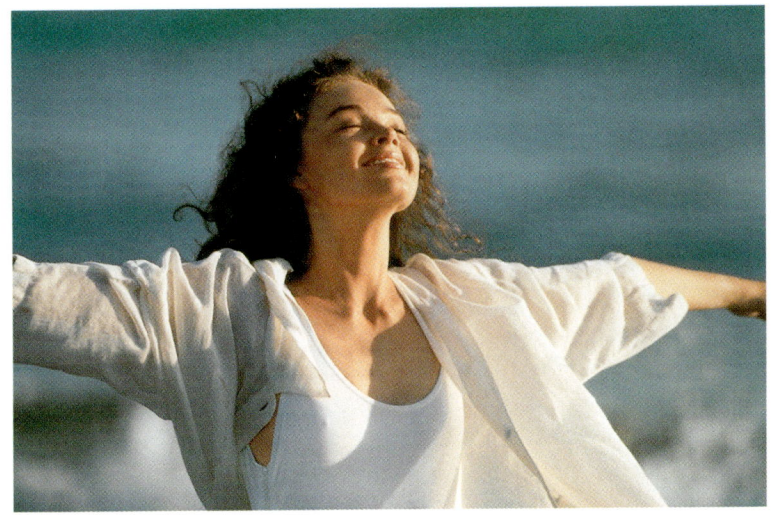

Das absichtslose Schauen während Ihrer imaginären »Flugreise« entspannt die Augenmuskulatur und verleiht der Seele Flügel.

➤ Drehen Sie nun Ihren Kopf langsam erst nach links, so weit Sie können, dann nach rechts. Machen Sie das rhythmisch und sanft, etwa dreißigmal in der Minute. Genießen Sie dieses Schwingen. Vor Ihren geschlossenen Augen ist Grau, Schwarz oder vielleicht sogar ein Lichtmuster zu sehen. Schauen Sie sich das bewusst an.

Geben Sie Ihrer Fantasie neuen Schwung!

Aus anderen Gründen sehr wirksam ist die letzte der Schwungübungen, die »Flugreise«, die wir Ihnen hier vorstellen. Sie liegt an der Grenze zu den bereits beschriebenen Visualisierungsübungen (→ Seite 72 bis 75), soll aber das absichtslose Schauen trainieren. Achten Sie beim Nachmachen vor allem auf den innerlich befreienden Effekt, den diese Übung hat. Sie können mit der Flugreise nicht nur Ihre Alltagssorgen hinter sich lassen. Versuchen Sie auch einmal so zu fliegen, wenn Sie Probleme haben, für die Sie keine Lösung wissen.

■ Die Übung in Schritten

Stellen Sie sich vor, Sie wären ein Vogel. Was fühlen Sie, wenn Sie Ihre imaginäre Welt von oben betrachten? Erspüren Sie dieses

Unsere kleine Flugreise ist eine Weiterführung des Spaziergangs in einer imaginären Landschaft. Hier kommt es aber nicht auf das aufmerksame Sammeln von Details an, sondern auf eine fließende Bewegung.

81

Erlebnis, anfangs mit geschlossenen, später mit offenen Augen. Erlauben Sie Ihren Armen und dem Oberkörper, sich in lockeren Flügelschwüngen mitzubewegen. Ihr Körper und Ihre Bewegungen werden freier, während Sie sich Geist und Wahrnehmung eines Vogels zulegen. Fliegen Sie dahin, ins Land Ihrer Fantasie über Berge, Meere, Landschaften, schaffen Sie sich Ihre Wunschwelt, in der Sie sich wohl fühlen. Zurück in der Realität, wählen Sie bitte den sanften Weg des langsamen Augenöffnens, nehmen Sie bewusst mit den Dingen in Ihrer unmittelbaren Umgebung Kontakt auf, und betrachten Sie sie aufmerksam.

Anregungen aus dem Fernen Osten

Auch wer alternativen Heilweisen eher ablehnend gegenübersteht, sollte sich überlegen, dass wir die hier beschriebenen Übungen nicht zu Heilzwecken bei bestehenden Krankheiten empfehlen, sondern zur Entspannung und zur Selbsterfahrung. Unter diesem Aspekt sollten auch die Skeptiker unter Ihnen sie einfach einmal vorbehaltlos ausprobieren. Vielleicht erfahren auch Sie, wie wohltuend Yoga und Mandalas auf Körper, Geist und Seele wirken und wie sie den Augen schon deshalb gut tun, weil sie zum Verweilen einladen, zum Schauen und Staunen.

Kräftigung durch Augen-Yoga

Was wir unter Yoga verstehen, ist nur ein kleiner Teil einer größeren, alle Bereiche des Lebens umfassenden Weltanschauungslehre, die seit langem in Indien praktiziert wird.

Seit Jahrhunderten werden Yoga-Übungen für die sechs äußeren Augenmuskeln mit großem Erfolg angewandt. Denn sie kräftigen diese Muskeln, halten sie elastisch und schaffen dadurch eine gute Voraussetzung für die Beweglichkeit der Augen.

Werden die Augenmuskeln in ihrer natürlichen Beweglichkeit eingeschränkt. Durch stundenlanges, fast bewegungsloses Fixieren, also Starren in immer denselben Nahbereich (z. B. auf eine Tastatur), verkrampfen sich die Muskeln automatisch. Die Sehleistung wird herabgesetzt, Konzentrationsmangel, Müdigkeit, Kopfschmerzen stellen sich ein. Das Gefühl von Druck auf den Augen und Nackenschmerzen können die Folge sein.

Gutes Sehen hängt sowohl von der Leistungsfähigkeit der Muskeln als auch von der Energie ab, die durch eine gute Durchblutung und genügend Sauerstoffzufuhr erst bereitgestellt wird. Hier helfen die Übungen des Augen-Yoga:

➤ Sie kräftigen, lockern und entspannen die verkrampften Augenmuskeln. Die Augen können sich freier bewegen.

➤ Sie halten die Augenmuskulatur elastisch und geschmeidig, bei täglicher Übung sogar bis ins hohe Alter.

➤ Sie regen die Durchblutung der Augen an und fördern die Sauerstoffzufuhr.

➤ Die Sehqualität verbessert sich merklich.

➤ Kopfschmerzen und Migräne lassen nach oder treten nicht mehr so häufig und so stark auf.

Mit Yoga-Übungen stärken, regenerieren und trainieren Sie Ihre Augen ganzheitlich. Die Übungen eignen sich für Kurz-, Weit- und Alterssichtige!

Wenn Sie bereits bestehende Probleme mit den Augen haben, dann sollten Sie die Yoga-Übungen nur nach Rücksprache mit Ihrem Arzt machen.

Falls Sie eine Brille tragen: Vergessen Sie bitte nicht, sie vor den Übungen abzunehmen.

Sie können jede dieser Übungen für sich allein machen oder, wenn Sie Zeit und Gelegenheit haben, alle Übungen hintereinander – aber es kann sein, dass dieses intensive Üben Sie die ersten Male anstrengt. Dann machen Sie doch zwischendurch eine der bereits vorgestellten Entspannungsübungen.

■ Das Augenrollen

Sie sitzen oder liegen ganz entspannt, nur die Augen werden bewegt. Der Kopf bleibt die ganze Übungsfolge über ruhig.

➤ Atmen Sie tief ein, und blicken Sie gleichzeitig weit nach oben. Beim Ausatmen blicken Sie weit nach unten. Diese Übung wiederholen Sie ungefähr drei- bis sechsmal. Danach blinzeln.

➤ Sie atmen tief ein, gleichzeitig blicken Sie nun weit nach links. Langsam ausatmen, dabei blicken Sie dann weit nach rechts. Auch diese Übung wiederholen Sie drei- bis sechsmal. Anschließend blinzeln.

Falls Sie während der Yoga-Übungen im Auge Druckschmerz verspüren, ist das nichts anderes als Muskelkater. Daran sehen Sie, wie schnell die Muskeln reagieren, wenn sie trainiert werden.

➤ Wieder tief einatmen und dabei weit nach oben links blicken. Langsam ausatmen und dabei diagonal nach rechts unten sehen.

➤ Dann tief einatmen und dabei die Augen weit nach rechts oben führen. Langsam ausatmen und dabei diagonal nach links unten blicken.

Diesen Bewegungablauf drei- bis sechsmal wiederholen und blinzeln.

■ Das Augenkreisen

➤ Sie atmen tief ein und lassen dabei die Augen im Uhrzeigersinn von unten nach links oben kreisen.

➤ Nun atmen Sie langsam aus und lassen dabei die Augen von oben in der Mitte nach rechts unten kreisen.

Auch während dieser Übungsfolge sitzen oder liegen Sie ganz entspannt, nur die Augen werden bewegt. Der Kopf bleibt ruhig.

➤ Dann wechseln Sie die Richtung. Wieder tief einatmen und die Augen gegen den Uhrzeigersinn von unten nach rechts oben kreisen lassen. Langsam ausatmen und dabei die Augen von der Mitte oben nach links unten kreisen lassen.

Wiederholen Sie diese Übung in jeder Richtung drei- bis sechsmal.

➤ Anschließend palmieren Sie mehrere Minuten lang (→ Seite 62). Wie immer gilt auch hier – je länger Sie palmieren, desto besser, denn nichts entspannt die Augen mehr wie das Ausruhen in der warmen Geborgenheit, die Sie mit den gewölbten Händen herstellen.

➤ Beim Öffnen der Augen blinzeln. Dehnen und strecken Sie sich. Vergessen Sie nicht, dabei kräftig zu gähnen. Damit tanken Sie zusätzlichen Sauerstoff.

Tipp

Wenn Ihre Augen sehr verspannt sind, beispielsweise nach stundenlangem, angestrengtem Lesen und Schreiben am Computer oder wenn Sie stark kurzsichtig sind, palmieren Sie vor jeder Yoga-Übung mindestens ein bis zwei Minuten lang (→ Seite 62). Wenn Sie Lust haben, natürlich auch länger.

■ Nasenspitze

Blicken Sie – dabei atmen Sie tief ein – auf Ihre Nasenspitze. Anschließend blicken Sie, während Sie langsam ausatmen, auf einen Gegenstand in der Ferne. Danach schließen Sie Ihre Augen. Diese Übung wiederholen Sie drei- bis sechsmal.

Es kann sein, dass Sie sich besser auf Ihre Nasenspitze konzentrieren können, wenn Sie Ihren Zeigefinger als Hilfsmittel benutzen. Halten Sie den Zeigefinger etwa 40 Zentimeter vor Ihre Nase. Blicken Sie – dabei tief einatmen – auf den Zeigefinger, den Sie langsam auf die Nasenspitze zubewegen. Beim langsamen Ausatmen blicken Sie dann in die Ferne.

Nach dieser bewussten Schielübung, die am Anfang vielleicht etwas ungewohnt erscheint, tut Ihren Augen das Palmieren besonders gut.

Mandalas – Energiequelle für Ihre Augen

Mandalas sind Strukturbilder von meist kreisförmigem Äußeren, die unseren Blick auf eine fast magische Weise anziehen. Mandalas stellen Symmetrie und harmonische Beziehungen dar. Heute werden sie vor allem von buddhistischen Mönchen als Meditationshilfe angelegt: Sie werden entweder gemalt oder aus farbigem Sand gestaltet. Auch ganze Tempelkomplexe können in der Formensprache der Mandalas angelegt sein. Zu uns in den Westen sind sie zuerst durch den Psychologen C. G. Jung gekommen. Er hatte während einer Krise unbewusst immer wieder kreisförmige Gemälde angefertigt, bis er erkannte, dass die vor seinen Augen entstehenden Strukturen einen inneren Prozeß aufzeigten.

■ Was erleben wir beim Betrachten eines Mandalas?

Das Mandala ist immer ein Bild mit starker Wirkung auf die Sinne. Es konzentriert Energie durch seinen kreisförmigen Rhythmus, der weder Anfang noch Ende hat. Die Betrachtung eines Mandalas soll die Beweglichkeit der Augen auf eine leichte und spielerische Art stimulieren, während sich der Geist beruhigt und sammelt. Die runden, harmonischen Bilder stimulieren die rechte Gehirnhälfte und ermuntern die Augen zu saccadischen Bewegungen, ohne dass Sie beim Betrachten der Mandalas daran denken müssen.

Die Augenbewegungen, die Sie zum Sehen benötigen, werden Saccaden genannt. Sie regen die Nervenzellen auf der Netzhaut an und transportieren alle visuellen Informationen blitzschnell in die Sehzentren.

Die Beschäftigung mit Mandalas führt dazu, dass wir uns auf unser Innerstes, unser Zentrum besinnen, das Nervensystem beruhigen und uns vollkommen entspannt fühlen. Es entsteht ein Gefühl der inneren Ganzheit, die sich positiv auf das Sehen auswirkt.

Das Malen von Mandalas ist eine Reise zum Ich – ein Besuch im eigenen Innersten, in dem Gefühle und Gedanken kreisen, die uns nicht immer bewusst sind.

■ Mandalas findet man überall

Die Sonne ist ein Mandala, ebenso Pflanzen, die sich von Sonnenlicht ernähren wie die Sonnenblume. Unsere Augen sind Mandalas. Betrachten Sie Ihre Iris im Spiegel. Schauen Sie auf den

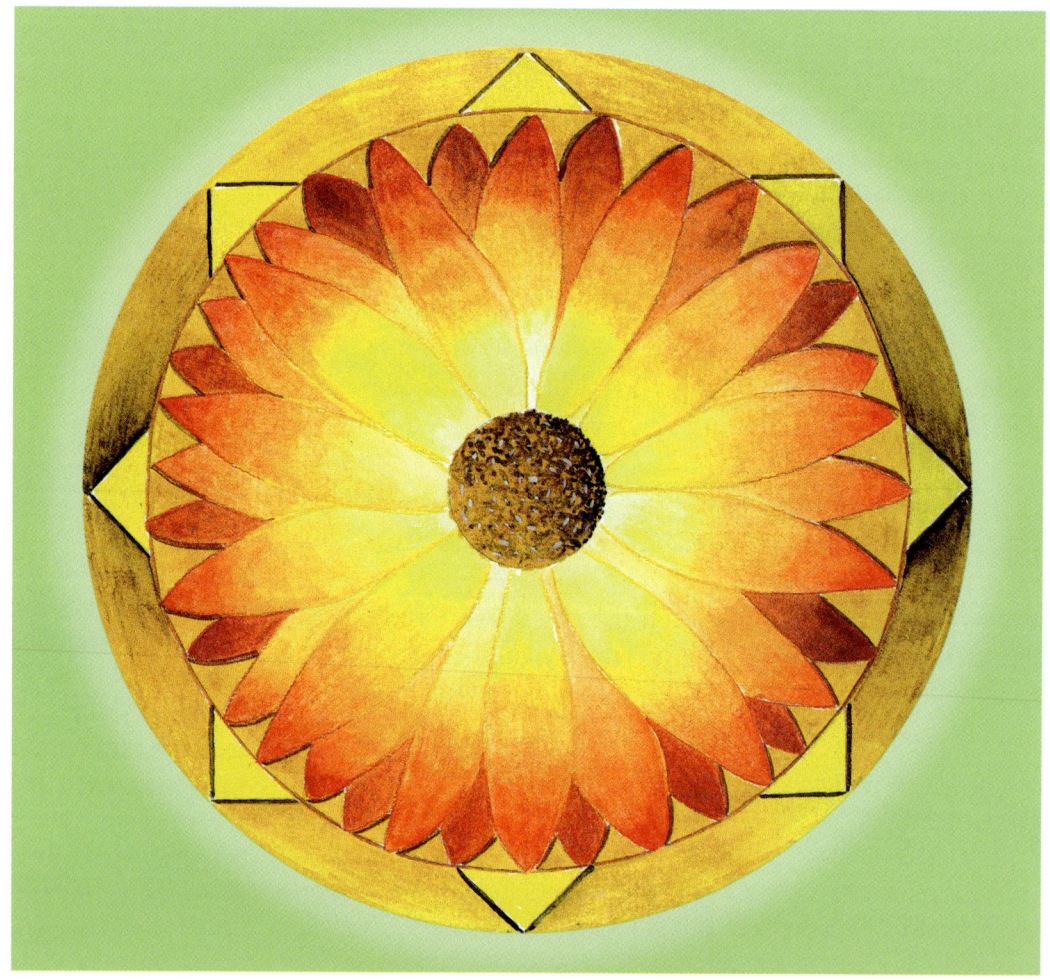

Mittelpunkt, die Pupille, den Durchgang von der Außenwelt zu Ihrem Inneren. Ein Blick über funkelndes Wasser oder durch Quarzkristalle bewirkt das Gleiche.

Die geschlossene Form ohne Anfang und Ende verhindert das gedankliche Abschweifen.

■ Übung: Ein Mandala betrachten

Halten Sie das Bild auf Armlänge. Schwingen Sie sanft gegen den Uhrzeigersinn am Außenrand des Rads entlang. Dabei können Sie blinzeln. Gleiten Sie zum nächsten Kreis über. Ein Gefühl von gelassener Ruhe stellt sich ein. Schließen Sie Ihre Augen für kurze Zeit, und gleiten Sie weiter um das Bild vor Ihrem geistigen Auge. Sie spüren winzige rhythmische Pulsschläge in Augen und Kopf. Öffnen Sie Ihre Augen wieder, und gleiten Sie nach und nach, ganz in gemächlichen Spiralen, auf das Zentrum zu.

Jetzt spielen unsere Blicke mit dem Mandala, erkunden es ganz locker. Seine Farben und Formen ziehen Ihre Aufmerksamkeit an durch sanft fließende, visuelle Harmonien. Nun schließen Sie Ihre Augen wieder und betrachten vor Ihrem geistigen Auge die Nachbilder zu Ihrem Mandala.

■ Übung: Ein Mandala malen

Jeder von uns kann ein Mandala malen. Sie können alle Materialien und Farben verwenden, zu denen Sie Zugang haben.

Da es sich nicht um kunstvolle, sondern um seelenvolle Bilder handelt, muss man nur eins berücksichtigen: Mandalas haben fast immer eine Begrenzung. Oft ist es ein Kreis oder ein Oval.

Das wichtigste, was man sonst noch braucht, ist Ruhe sowie die Bereitschaft, während der Arbeit in sich selbst hinein zu horchen.

➤ Zeichnen Sie auf einem Blatt entweder zuerst die äußere Begrenzung – also einen Kreis oder ein Oval. Oder beginnen Sie in der Mitte des Blattes, und lassen Sie sich nach außen tragen.

➤ Nehmen Sie dann Ihre Lieblingsfarbe oder Ihren Lieblingsstift. Beginnen Sie damit, das Mandala auszufüllen.

Es ist nicht wichtig, ob Sie in der Mitte oder am Rand anfangen, ob Sie Formen, Figuren oder Abstraktes hinein malen – wichtig ist nur, dass Sie sich auf den Weg machen.

Bitte beachten Sie: Wenn Sie gegen den Uhrzeigersinn spiralig nach außen gleiten, regen Sie die nach außen strahlende Energie an. Bewegungen im Uhrzeigersinn, auf das Zentrum zu, sammeln und konzentrieren Ihre Aufmerksamkeit.

Kurz-, Weit- und Alterssichtigkeit

Unsere Augen müssen in der Lage sein, blitzschnell von nah auf fern umzuschalten. Dafür müssen sie beweglich sein, gut fusionieren (vergleichen Sie ab Seite 76) und leicht akkommodieren. Wir stellen Ihnen mit diesem Programm Übungen vor, die es Ihnen ermöglichen sollen, diese Funktionen zu erhalten und zu trainieren. Natürlich sind diese Übungen keine Garantie, dass sie eine Sehschwäche heilen, aber sie haben unbestritten einen guten Effekt.

Akkommodieren und die Brille

Das schnelle Umschalten von Nah- auf Fernsicht und umgekehrt, Akkommodation genannt, wird durch die Ziliarmuskeln (→ Seite 27) bewerkstelligt, die den Durchmesser der Linse und damit die Brechung der Lichtstrahlen regulieren. Da wir z. B. im Büro unseren Blick meist nur innerhalb eines Bereiches von etwa drei Metern einstellen müssen, können die Muskeln verkrampfen, was auf Dauer zu Fehlsichtigkeit führt oder sie verstärkt.

Das bewusste Üben der Scharfeinstellung wird in einigen Augenschulen durch das Tragen einer so genannten Lochbrille unterstützt.

Falls Sie schon eine Brille tragen, sollten Sie wissen, dass Vergrößerungsgläser die Arbeit von Linse und Ziliarmuskel behindern – nämlich das Anspannen und Entspannen, mit dem sich auch die Krümmung der Linse verändert. Sobald die Buchstaben durch die Lesebrille vergrößert erscheinen, wird eine Veränderung der Linsenkrümmung überflüssig. So praktisch der Griff nach der Brille auch sein mag, er ist im Grunde genommen eine Falle! Bei Gebrauch einer Lesebrille werden Muskeln und Linsen schlaff. Sie reagieren träge und werden immer weniger leistungsfähig. Die nächste, stärkere Brille ist schon vorprogrammiert.

Die Linse in Bewegung halten

Wer mehrmals täglich Linse und Ziliarmuskel trainiert, unterstützt die Beweglichkeit und Elastizität, die für das Akkommodieren wichtig sind. Anschließendes Palmieren (→ Seite 62) regeneriert, entspannt und stärkt Augen und Gehirn.

■ Grundübung in Schritten

➤ Setzen Sie sich bequem hin, und entspannen Sie sich (eventuell mit dem »Erden«, auf Seite 94 oder mit einer Massage, Seite 98).

➤ Bedecken Sie das rechte Auge mit der rechten Handfläche. In der linken Hand halten Sie ein Kalenderblatt mit dem Tagesdatum. Wahlweise können Sie auch ein Foto, eine Visitenkarte oder Ähnliches verwenden.

➤ Halten Sie das Kalenderblatt ganz nahe an Ihr geöffnetes, linkes Auge. Ohne Anstrengung versuchen Sie jetzt die Zahl auf dem Kalenderblatt möglichst genau zu erkennen.

➤ Bewegen Sie dann langsam Ihren Arm immer weiter von Ihrem Auge weg, bis der Arm vollkommen ausgestreckt ist. Während Sie dabei das Auge auf jede Distanz scharf einstellen, blinzeln Sie häufig und atmen tief, entspannt und regelmäßig im Rhythmus zu den Bewegungen.

➤ Dann ziehen Sie den Arm langsam wieder zurück, bis sich das Kalenderblatt wieder vor Ihrem rechten Auge befindet.
Diesen Bewegungsablauf wiederholen Sie einige Male. Zum Schluss das Blinzeln nicht vergessen!

➤ Nun wechseln Sie auf die andere Seite und fahren mit der Übung so fort wie oben beschrieben.

Sie können diese Übung variieren, indem Sie einen Punkt auf Ihrer Hand auswählen und diesem folgen, während sie die Hand ausstrecken und wieder zum Auge zurückführen.

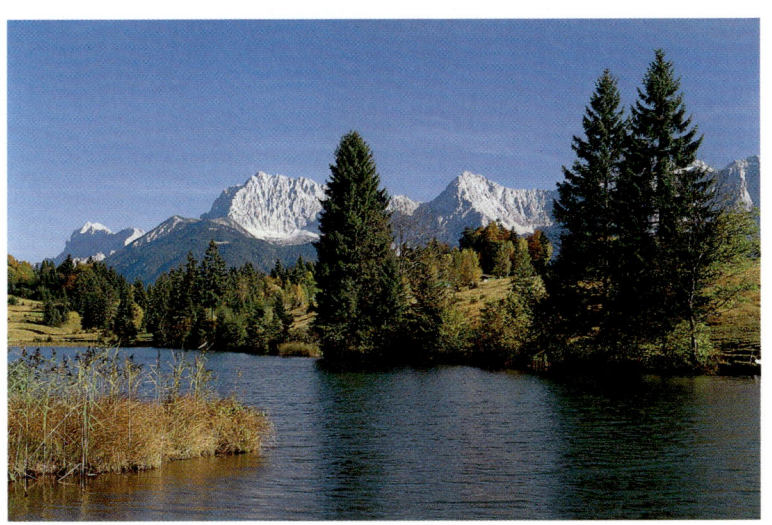

Im Arbeitsalltag, vor allem bei Bildschirmarbeit, vernachlässigen wir häufig das regelmäßige Umschalten von Nah- auf Fernsicht und umgekehrt. Wird die Belastung zu einseitig, kann sich daraus eine Fehlsichtigkeit entwickeln. Regelmäßiges Augentraining kann unter Umständen den Griff zur Brille ersetzen.

Eine Übung zum Wechsel zwischen Nah- und Fernsehen für »Fortgeschrittene«, denen Fantasiereisen Spaß machen.

Die Reise nach Innen

Bei dieser Übung lassen Sie Ihrer Fantasie freien Lauf und verreisen in das Land Ihrer Träume.

➤ Denken Sie sich eine Geschichte aus, oder träumen Sie einfach in Gedanken vor sich hin. Stellen Sie sich beispielsweise vor, Sie liegen irgendwo an einem Ort, an dem Sie sich wohl fühlen.

➤ Nehmen wir als Beispiel einen flaschengrünen See. Um Sie herum nichts als herrliche Natur. In der Ferne ragen hohe, zerklüftete Berge in den klaren Himmel. Sie räkeln sich völlig entspannt auf einer saftig grünen Wiese. Um Sie herum Blumen und Grashalme. Über Ihnen die Sonne. Herrlich!

➤ Sie lassen Ihren Blick schweifen, folgen mit Ihren Augen den immer kleiner werdenden Straßen. Sie zeichnen die Bergkuppen nach und atmen tief durch. Suchen Sie sich den am weitesten entfernten Punkt, und zeichnen Sie mit dem Ihnen bekannten Zauberpinsel (→ Seite 67) an der Nasenspitze einen Kreis im entgegengesetzten Uhrzeigersinn.

➤ Während Sie tief ausatmen und kräftig einatmen, kehren Sie auf Ihren Weg zurück, bewegen sich in Ihre Richtung, bis Sie wieder zurück an Ihrem Wohlfühlplätzchen sind. Berühren Sie dabei mit dem Kinn Ihre Brust. Beschreiben Sie mit Ihrer Nase einen Kreis mitten auf Ihrem Bauch, und atmen Sie nochmals tief ein und aus.

Beachten Sie bitte den Zusammenhang zu den Schwingübungen, Seite 78, und zum Übungszyklus »Neu Sehen«, Seite 66.

➤ Gleiten Sie dann wie zuvor wieder hinaus in die Ferne. Bewegen Sie sich langsam. Die Entfernung besteht nur in Ihrem Kopf. Sie können sich die Entfernung vorstellen, ebenso die Nähe. Gewöhnen Sie sich an diesen Wechsel zwischen Nah- und Fernschwingen.

Hilfe für rote Computer-Augen

So ein Landwirt hat es gut. Zumindest, wenn es um seinen »Arbeitsplatz« in freier Natur geht. Kaum jemand kann so wie er seinen Blick über grüne Felder und Wiesen schweifen lassen! Fast jeder zweite arbeitet heute bereits am Schreibtisch und blickt acht

Stunden am Tag konzentriert auf eine Stelle – seien es nun ein Computerbildschirm, Unterlagen oder ein Werkstück, mit dem wir uns beschäftigen müssen. Die Quittung für das stundenlange Starren auf einen Fleck bekommen wir abends in Form von schmerzenden, geröteten und total überanstrengten Augen sowie dem Gefühl, müde, abgespannt und lustlos zu sein.

Basiswissen Auge und Bildschirmarbeit

Entspanntes, natürliches Sehen hängt von der Vielfältigkeit der Augenbewegungen ab. Vielfalt bedeutet hier:

➤ Wechsel zwischen großen und kleinen Sehschwüngen

➤ Wechsel zwischen gerichteten Feinbewegungen und freiem Blick

➤ Ständiger Wechsel des Spannungszustandes der Augenmuskeln zwischen den Polen Anspannung und Entspannung

Es liegt in der Natur der Bildschirmarbeit, dass dieser Wechsel nicht stattfindet. Wenn Sie auf Ihrem Monitor Texte oder Tabellen lesen oder grafische Arbeiten erledigen, engt sich Ihr Sehen immer wieder auf den Bereich um den Cursor ein. Ihre Augen stellen sich dabei auf die kleinsten Punkte des Bildes scharf ein. Diese Einschränkungen ermüden unser Sehen und strengen die Augen an. Zwingen wir uns, die eingeschränkte Sehtätigkeit fortzuführen, belasten wir das Sehvermögen unserer Augen. Der Körper reagiert mit Störungen, Schmerzen und anderen Irritationen.

Es gibt selbstverständlich auch andere feinmotorische Arbeiten, die den Augen eine sehr genaue Naheinstellung über einen längeren Zeitraum abverlangen. Die Tätigkeit am Bildschirm ist aber heute sicher die am weitesten verbreitete.

Ist Bildschirmarbeit auf Dauer harmlos?

Viele Augenärzte und Bildschirmhersteller behaupten, die Arbeit am Bildschirm sei völlig unschädlich. Bei idealen Rahmenbedingungen wie natürlichem Lichteinfall, ergonomischer Gestaltung des Arbeitsplatzes und hochwertigen Monitoren sind die Gefahren für die Augen tatsächlich minimal. Trotzdem versichern viele Programmierer und Computerbenutzer glaubhaft, ihre Sehschwächen oder Kopfschmerzen seien die Folge ihrer Bildschirmarbeit.

Die berühmten »viereckigen« Augen empfindet man nach stundenlanger Arbeit am Computer durch den meist viel geringeren Abstand zum Monitor noch ausgeprägter als beim Fernsehen.

Wahrscheinlich haben Sie selbst schon beobachtet, wie sich der Ausdruck Ihrer Augen nach sechs Stunden Bildschirmarbeit verändert. Die Augen scheinen stur geradeaus zu starren. Die Ursachen dieses Starrens sind deshalb so interessant, weil man sie durch gezielte Übungen sehr leicht ausgleichen kann.

■ Kein Blick in die Tiefe

Sehen in die Tiefe ist bei der Bildschirmarbeit auf den knappen Entfernungsbereich zwischen Tastatur und Bildschirm eingeschränkt. Unsere Augen können also nie tiefer als etwa 50 bis 100 Zentimeter sehen. Das Sehen richtet sich daher für lange Zeit nur in die Nähe, und das Sehen in die Weite wird vernachlässigt. Durch den Verlust des Nah- und Fernsehens geht die Fähigkeit zur Entfernungsakkommodation (→ Seite 28) verloren.

Man nimmt an, dass dieses Festhalten der Augen an einem solch kleinen Ausschnitt der Welt, nämlich auf den Monitor, zu einer Verkrampfung der äußeren Augenmuskeln führt. Dies bewirkt letztendlich eine Verformung des Augapfels, die als Ursache der alarmierenden Zunahme der Kurzsichtigkeit in Frage kommt.

■ Kann die Brille helfen?

Um diesen Verlust auszugleichen, greifen viele Menschen zur Brille. Doch durch diese Korrektur verfestigen sich die Bewegungseinschränkungen der Augenmuskulatur weiter. Auch die heute oft empfohlenen Computerbrillen geben dem Sehen die Entfernungsvariation nicht wieder. Sie zwingen im Gegenteil das Sehen genau in die Bildschirmentfernung.

Die einfachste Gegenmaßnahme ist das Variieren des Leseabstands und das bewusste Hin- und Herpendeln mit den Augen von nahen auf entfernte Gegenstände.

Tipp

Wer lange Zeit am Bildschirm sitzt, sollte mit einem Beleghalter arbeiten. Eine sinnvolle Arbeitserleichterung, wenn die Halter an die Größe der meist gebrauchten Vorlagen (DIN-Normen) angepasst sind sowie eine matte Oberfläche haben.

■ Kein entspanntes Schauen

Im eingegrenzten Blickfeld des Computermonitors fehlt unseren Augen der Raum für die großen, weichen Bewegungsabläufe des entspannten Sehens oder Schauens. Bildschirmarbeit ist meist »größte Kunst auf kleinstem Raum«, also Feinarbeit mit eingegrenztem Spielraum. Wer ständig auf Texte oder Zahlenmaterial blicken muss, bewegt seine Augen auf kleinsten Bahnen um die Bildschirmdaten. Ein Zwang, der Auswirkungen auf das Sehzentrum im Gehirn hat.

Normales Lesen in einem Buch oder einer Zeitschrift hat nicht den gleichen negativen Effekt, denn hier wandern die Augen in einer fließenden, runden Bewegung über die Zeilen und Seiten.

Schlaue Strategien

Augenschäden durch Bildschirmarbeit sind aber vermeidbar, wenn man geeignete Gegenmaßnahmen kennt. Besonders wirksam sind Augenübungen. Wer täglich am Computermonitor arbeitet, sollte sich fünf Minuten Zeit nehmen und regelmäßig seine Übungen ausführen. Doch zunächst wollen wir Ihnen in Kürze sagen, wie Sie Ihren Arbeitsplatz augenfreundlich einrichten.

■ Auf den richtigen Abstand kommt es an

Damit die Augen durch die Arbeit am Computer keinen Schaden nehmen, sollten Sie auf den richtigen Abstand zwischen Augen und Bildschirm achten. Dieser liegt nach den neuesten wissenschaftlichen Erkenntnissen zwischen 50 und 70 Zentimetern. Es empfiehlt sich auch, für einen guten Kontrast zu sorgen, da dieser unsere Sehschärfe erhöht.

■ Vorsicht – falsches Licht!

Sie sollten unbedingt darauf achten, dass auf Ihrem Bildschirm keine Spiegelungen entstehen – beispielsweise, wenn Sie im Rücken zu Ihrem Computerarbeitsplatz ein Fenster haben oder eine helle Wand. Minimale Reflexe können sich bereits unangenehm auswirken. Sie weichen ihnen nämlich automatisch aus, nehmen dabei eine verkrampfte Sitzhaltung ein und bekommen nach einem Arbeitstag deutlich die Schulter-, Nacken- und Halsmuskelverspannungen zu spüren.

Wie der Bildschirm platziert ist, hängt von der Arbeitsaufgabe ab. Nach Möglichkeit sollte die Oberkante des Displays jedoch nicht über Augenhöhe liegen. Achten Sie auf eine Blickneigung von etwa 30 Grad – einen größeren Neigungswinkel sollten Sie vermeiden.

Raus aus dem Augenstress

Setzen Sie bestimmte Zeiten fest, zu denen Sie – gleichgültig, ob viel oder wenig Arbeit zu erledigen ist – Ihre Entspannungsübungen für Augen und Körper durchführen.

Arbeitsalltag und Sehbelastung sind individuell unterschiedlich, deshalb ist es Ihnen überlassen herauszufinden, welche Übungen für Sie persönlich sinnvoll sind. Wir empfehlen Ihnen, zunächst in der vorgeschlagenen Reihenfolge zu üben. Versuchen Sie dieses kleine Fitnessprogramm eine Woche lang zu realisieren, und beobachten Sie, was passiert, wenn Sie es in Ihren täglichen Arbeitsablauf einfließen lassen.

Wenn Sie zusätzlich daran denken, sich viele gesunde und entspannende Augenblicke an Ihrem Bildschirmarbeitsplatz und in Ihrer Freizeit zu gönnen, werden es Ihnen Ihre Augen und Ihr körperliches Wohlbefinden danken. Sie werden erleben, wie Sie sich leichter konzentrieren und wieder besser denken können.

■ Mach mal Pause!

Beginnen Sie den Übungszyklus mit einer bewussten Abwendung vom Bildschirm. Dazu reicht es manchmal, sich mitsamt dem Drehstuhl umzudrehen. Wo das nicht geht, schalten Sie den Computer einfach ab.

Nun müssen Sie erstmal ein wenig zu sich kommen. Da viele von uns mit anderen Menschen in einem Büro arbeiten, ist die folgende Übung – wie übrigens alle anderen auch – sehr unauffällig. Man kann sie leise und mit kleinen Bewegungen ausführen.

■ Erden

➤ Falten Sie beide Hände und pressen Sie sie fest zusammen, während Sie durch Ihren Mund ausatmen. Versuchen Sie nun nichts anderes zu tun als zu spüren, wie Ihre Füße fest auf der Erde stehen.

Tipps zur Verbesserung des »Arbeitsklimas«

■ Entspannen Sie sich öfter durch Gähnen, Strecken und Dehnen. Lassen Sie die Schultern zum Lockern kreisen.

■ Nehmen Sie die Brille, wenn Sie eine tragen, so oft wie möglich von der Nase.

■ Schaffen Sie eine harmonische Atmosphäre am Arbeitsplatz: Soweit möglich, stellen Sie sich Pflanzen auf oder ein angenehm duftendes Blütenpotpourri, und hängen Sie Bilder an die Wand.

■ Essen und trinken Sie Frische: Viel frisches Obst (griffbereit auf dem Schreibtisch oder dem Besuchertisch), viel Mineralwasser und mittags einen Salat.

Noch ein Tipp: Beim Kopieren nicht ins Licht des Gerätes sehen – Deckel schließen, wenn es möglich ist.

➤ Nehmen Sie eine bequeme Körperhaltung ein, damit Sie sich auf sich selbst konzentrieren können. Lassen Sie Ihre Gedanken zur Ruhe kommen.

➤ Öffnen Sie Ihre Augen ganz langsam, und blinzeln Sie mehrmals.

■ Erweitertes Palmieren

Nach dem »Erden« schließen Sie nun die Augen und palmieren Sie wie auf Seite 62 beschrieben. Es hat sich herausgestellt, dass die folgende Fantasiereise einzigartig gut geeignet ist, den Erholungseffekt des Palmierens zu steigern. Versuchen Sie es einmal.

➤ Nehmen Sie Ihre Augen bis ins kleinste Detail wahr. Stellen Sie sich Ihre Augen lebendig und voller innerer Bewegung vor. Sinken Sie mit jedem Atemzug in eine wohltuende Entspannung, die sich über Ihre Augen und Ihren Körper verteilt.

➤ Entspannen Sie die Augenlider. Spüren Sie die Feuchtigkeit unter Ihren Augenlidern: Ist sie dünnflüssig, tranig, angenehm warm oder erfrischend kühl?

➤ Haben Sie das Bedürfnis, Ihre Augenmuskeln durch schnelle, ruckartige oder ruhige, weiche Bewegungen zu entspannen?

➤ Gehen Sie nun in Ihrer Vorstellung immer tiefer ins Auge hinein. Spüren Sie nach, wie sich die folgenden Bausteine anfühlen:

Wenn Sie Reizungen, sandiges Reiben, Rötungen, Brennen, Schmerzen oder andere Anzeichen von Überanstrengung der Augen spüren, legen Sie sofort als »Abschirmpause« das Palmieren ein.

Ihre Augäpfel im weichen Gewebe der Augenhöhlen; die Linsen und ihre kleinen ringförmigen Muskeln, die sie umschließen; die Sehzellen in der Netzhaut; die Sehnerven, die Ihre Augen mit dem Sehzentrum im Gehirn verbinden.

➤ Zum Abschluss des Palmierens und der Fantasiereise blinzeln Sie bewusst einige Male.

Entspannt sehen

Denken Sie daran, die Brille oder die Kontaktlinsen zum Entspannen und Üben wann immer möglich abzulegen.

Im Anschluss an die obige kleine Übungsfolge verbringen Sie noch einige Minuten damit, Ihr Blickfeld bewusst zu erweitern. Das schenkt den Augen ein Seherlebnis, das sie unbedingt zum Ausgleich zu dem Starren brauchen, in das sie anschließend wieder versinken (müssen).

■ Das Blickfeld erweitern

➤ Nehmen Sie den Blick vom Bildschirm, und halten Sie die Hände so vor sich, dass Sie genau zwischen den Handflächen auf den Bildschirm sehen können.

➤ Bewegen Sie die Hände nun in kurzen Abständen auseinander, bis Sie Ihre Hände nicht mehr wahrnehmen, weil sie rechts und links aus Ihrem Blickfeld verschwunden sind.

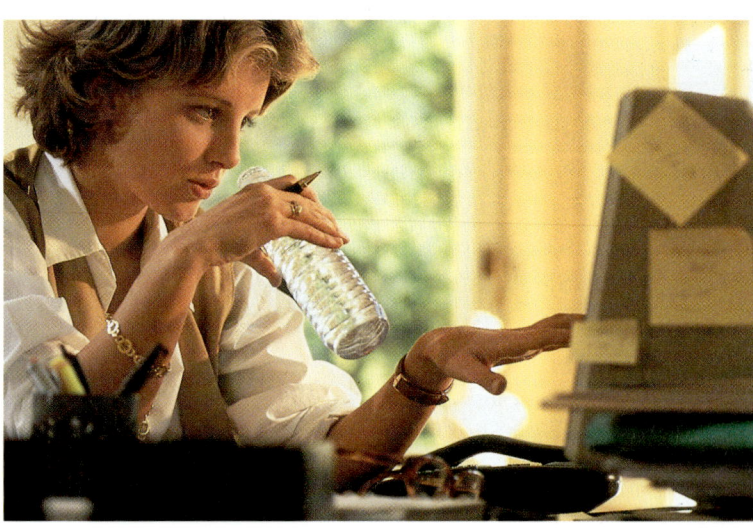

Mit dieser Übung erweitern Sie Ihr Blickfeld, das vom monotonen Starren auf den Bildschirm stark eingeschränkt ist.

■ Den starren Bann brechen

Die folgende Übung stammt aus dem Übungszyklus Schwünge (→ Seite 78 bis 82) und ist ein Ersatz für das lange Schwingen, das Sie allerdings zusätzlich am geöffneten Fenster machen können, wann immer Sie die Möglichkeit dazu haben.

➤ Zeichnen Sie vor Ihrem inneren Auge eine liegende Acht, auf der Sie mit Kopf und Augen erst langsam, dann immer schneller entlangfahren. Machen Sie das ruhig mehrere Minuten lang.
Durch die fließende Bewegung werden Verspannungen im Hals- und Nackenbereich sowie rund um die Augen herum abgebaut. Die Augen starren nicht mehr, sie bewegen sich locker und frei.

Wenn Ihnen das ganze Programm zu aufwendig ist, können Sie sich genauso gut eine oder zwei Augenübungen heraussuchen, die Sie dann auch wirklich durchführen.

■ Nah- und Fernsehen

Die Übung fürs Nah- und Fernsehen ist natürlich besonders wichtig für Bildschirmarbeiter. Wenn Sie nicht mehr genug Zeit für diese Übung haben, sollten Sie sie unbedingt in der nächsten Pause nachholen – oder nach Feierabend machen.

➤ Decken Sie mit der linken Hand das rechte Auge ab, ohne es in seiner Bewegungsfreiheit einzuschränken und ohne den Lidschlag zu beeinträchtigen.

➤ Suchen Sie sich dann mit dem linken Auge einen Punkt oder eine Linie auf der ausgestreckten rechten Hand. Konzentrieren Sie sich auf diese Stelle, »behalten Sie sie im Auge«, während Sie die rechte Hand zuerst möglichst weit nach rechts bewegen, dann nach links, erst nah heran und dann weit weg.

➤ Beobachten Sie Ihren Handrücken genau, wie er sich Ihrem Auge nähert und wieder entfernt. Die Bewegungen der Hand sollten relativ schnell geschehen, egal, ob Sie die Handfläche deutlich sehen. Auch bei undeutlichem Sehen arbeiten Ihre Augenmuskeln weiter, um sich noch besser einzustellen.
Da diese Übung für die Augenmuskeln ausgesprochen anstrengend ist, sollten Sie nach zehn- bis zwölfmal Üben die Seite wechseln. Insgesamt nie länger als fünf Minuten pro Auge üben, weil diese Akkommodationsübungen sonst zu anstrengend werden! Anschließend zur Entspannung nochmals palmieren.

Bleiben Sie während der ganzen Übung in einer bequemen Haltung, und achten Sie darauf, dass Sie ruhig atmen. Blinzeln Sie zwischendurch.

Probieren Sie aus, ob die Wirkung der Massage noch verstärkt wird, wenn Sie ein paar Tropfen ätherisches Öl (z. B. Echte Kamille, Lavendel oder Rosenöl) in einem leichten Trägeröl auflösen und sanft in die Haut einmassieren.

Mit Massagen Blockaden lösen

Wenn Sie für die vorangegangene Übung keine Zeit haben, können Sie stattdessen Massagen machen. Sie helfen, ein Gefühl der Anspannung rund um die Augen rasch zu lindern. Auch leichte Nacken- und Schulterschmerzen können Sie mit Massagetechniken bekämpfen.

■ Energiemassage

➤ Legen Sie die rechte Hand auf die linke Schulter. Der Daumen liegt angewinkelt beim Schlüsselbeinknochen. Mit den übrigen Fingern der rechten Hand fassen Sie vorsichtig eine Handvoll Haut und Muskeln der Schulter und ziehen sie mit leichten Knetbewegungen langsam nach vorne.

➤ Wiederholen Sie diese Handgriffe auf der anderen Seite.

➤ Anschließend beschreiben Sie mit den Armen große Kreise, und zum Schluss schwingen Sie die angewinkelten Ellenbogen nach hinten.

■ Klopfmassage

Erfrischen und beleben Sie Augen, Gesicht und Kopfhaut, indem Sie mit den Fingerspitzen zart und sanft darüber klopfen. Vermeiden Sie jedoch, dabei den Augapfel zu berühren.

■ Stirnmassage

Streichen Sie glättend über Ihre Stirn und die Augenbrauen. Schließen Sie dabei die Augen, und atmen Sie tief und gleichmäßig. Anschließend massieren Sie mit beiden Händen leicht kreisend über Ihre Wangen und den Kieferbereich hoch bis zu den Schläfen und dann seitlich hinunter bis zum Hals.

■ Kopfmassage

Massieren Sie kreisend Ihre Kopfhaut und Ihren Nacken. Kneten Sie anschließend sanft die Muskelstränge am Nacken auf beiden Seiten der Halswirbel. Sie werden sofort spüren, wie angenehm und entspannend diese Massage wirkt.

■ Nackenpunkt-Massage

Den Nackenpunkt zu drücken, verbessert die Sehleistung, lockert Hals- und Nackenmuskulatur und fördert die Energiezufuhr zum Kopf- und Sehzentrum. Drücken Sie für drei bis sechs Atemzüge mit beiden Daumen in die Vertiefung am Hinterkopf.

Wie Sie Schmerzen und andere akute Beschwerden mit Akupressur behandeln können, zeigen wir Ihnen ab Seite 114.

Kinder lernen sehen

In frohen Kinderaugen spiegeln sich die Wunder und die Schönheit der Welt. Doch dazu ist nicht nur eine liebevolle Umgebung die Voraussetzung, sondern auch ein voll entwickelter Sehapparat. Schon im ersten Lebensjahr erobern die kleinen Augen die Welt gründlich. Am Anfang sieht jedes Auge noch separat, aber dann fügen sich die beiden Abbilder der Welt zu einem Bild zusammen, denn die beiden Gehirnhälften legen überkreuzende Koordinationspfade für das Sehen im Nah- und Fernbereich an. Wahrnehmung ist für das Einjährige noch stark an Geräusche gebunden. So sieht es ein kleines »Wauwau«-Hündchen an seinem Kinderwagen vorbeispazieren und erkennt die »Bimbam«-Kirche, deren Turm es in der Nähe sieht, an ihrem Glockenklang, den es täglich hört.

Spiele für jedes Alter

Auch nach dem ersten aufregenden Jahr voller Eindrücke werden körperliche, geistige und gefühlsbezogene Verhaltensmuster erforscht und in Zusammenhang gebracht, bevor sich das Sehen zu dem verlässlichen und ausdrucksvollen Sinn entwickelt, zu dem es von Natur aus bestimmt ist. Deshalb ist es wichtig und sinnvoll, den Kindern passende Spiele anzubieten.

In den folgenden Abschnitten erhalten Sie Anregungen, wie Sie die Augen und die Sehkraft Ihres Kindes spielerisch und ganz zwanglos im Alltag trainieren können. Wir versprechen Ihnen, dass Ihre Bemühungen nicht umsonst sind, denn Sie und Ihr Kind werden die nächsten Jahre beim gemeinsamen Spielen viel Spaß haben – und ganz nebenbei noch etwas Sinnvolles für die Augen tun.

Ideenreichtum und Fantasie sind ganz schön gefordert beim Ausdenken von Spielen – das hält aber auch fit und jung.

Der Grundstein der Persönlichkeitsentwicklung wird früh gelegt: Die Förderung der psychischen Gesundheit eines Säuglings ist ebenso wichtig wie die Erfüllung seiner körperlichen Bedürfnisse.

■ Der Anfang

Wärme, Zufriedenheit und Licht sind im ersten Lebensmonat Ihres Babys die wichtigsten Erfahrungen und Eindrücke. Sorgen Sie nicht nur liebevoll, aber »stumm« für Ihr Kind. Machen Sie sich ruhig zum Baby-Entertainer, indem Sie für Ihre kleine Tochter oder Ihren kleinen Sohn summen, trällern und singen. Wiegen Sie Ihr Baby. Lächeln Sie ihm oft zu. Ein freundliches Gesicht, das sich zum ihm herabbeugt, macht Babys neugierig auf neue Eindrücke und Bilder – die beste Voraussetzung, um später einmal sehen zu wollen.

Bereits in den ersten Lebenswochen sind die Augen des Babys an visuellen Eindrücken interessiert. Deshalb sollten Sie große, leuchtend farbige Spielsachen und Mobiles in seiner Nähe anbringen, die sich auch bewegen.

Stillen tut Ihrem Baby in jeder Hinsicht gut – auch seinen Augen. Denn durch das Wechseln von einer Brust zur anderen werden beide Augen in gleicher Weise stimuliert. Deshalb sollte man auch Flaschenbabys während des Fütterns genauso von einer Seite zur anderen wechseln.

■ In den ersten vier Monaten

Schon die einfachsten Handspiele fördern die Fähigkeit Ihres Kindes, einer Bewegung mit den Augen zu folgen. Zu den uralten »Rennern« gehören die folgenden Spiele:

➤ Schnipsen Sie mit dem Finger.

➤ Formen Sie Handfiguren.

➤ Machen Sie mit Ihrem Kleinen das Singspiel »Backe, backe Kuchen …«

➤ Lassen Sie einen leuchtend farbigen Wollknäuel oder weiche Kuscheltiere vor Ihrem Baby kreisen, baumeln, auf und ab wippen und singen, sprechen und brummen Sie dazu.

■ Im vierten bis achten Monat

Jetzt liebt Ihr Kind optisch reizvolle Dinge, die beispielsweise auf dem Fußboden rollen. Mit solchen Ballspielen wird die Wahr-

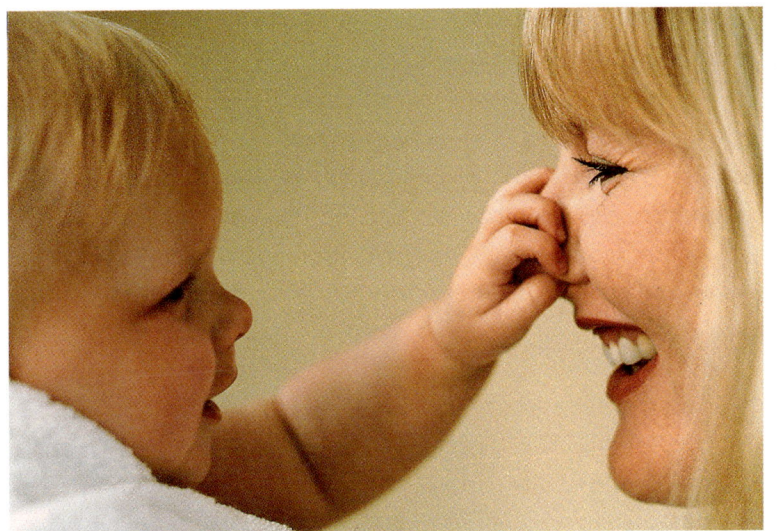

Fehlsichtigkeit und Sehstörungen beeinträchtigen unsere Wahrnehmung der Welt erheblich. Geben Sie Ihrem Kind deshalb von Anfang an Gelegenheit, Augen und Sehkraft zu trainieren.

nehmungsfähigkeit für Entfernungen vergrößert. Aber auch ansonsten hat sich sein geistiger Horizont nun schon so vergrößert, dass Sie mit Ihrem Baby mehr erleben können.

➤ Singen Sie alte Kinderlieder, und spielen Sie mit den Fingern und Zehen Ihres Babys wie bei »Kommt ein Männlein die Treppe rauf …« Dreht sich ein Auge nach innen oder außen bzw. nach oben oder unten, bedecken Sie es beim Singen kurz mit Ihrer Hand.

➤ Geben Sie Ihrem Kind Dinge, die es ertasten und in den Mund nehmen darf. Das Baby konzentriert so seine Aufmerksamkeit und schult seinen Blick sowie die Greiftechnik.

Anregende Spielsachen sind babysichere, »kaufeste« und waschbare Stofftiere, Glockenspiele, Rasseln und weiche Bälle.

■ Ihr Baby ist acht bis zwölf Monate alt

Jetzt kommt vermehrt Bewegung ins Spiel! Suchen Sie Dinge, die sich hoch werfen lassen. Damit fördern Sie die Biegsamkeit von Oberkörper und Nackenbereich Ihres Kindes. Machen Sie das Krabbeln Ihres Kindes durch den Bau von Tunnels aus Kissen und Stühlen reizvoller. Krabbeln unterstützt die Ausbildung der Koordination der oberen und unteren Gehirnregionen. Drängen Sie Ihr Kind nicht zum Laufen. Wenn es Lust hat, stellt es sich ganz

Gehen Sie mit Ihrem Kind viel an der frischen Luft spazieren. Sonne in vernünftigem Maß und mit entsprechendem Schutz – Schirmchen, Schiebermützchen und gut eingecremt – wirkt stimulierend.

von selbst auf die Beinchen und marschiert nach vielen vergeblichen Aufstehübungen schließlich los.

Um das visuelle Gedächtnis zu stimulieren, stellen Sie ihm zwischendurch Fragen wie »Wo ist die Anna?«, »Wo ist der Papi/die Mami?«. Es wird nach den gesuchten Personen Ausschau halten. Verbringen Sie mit Ihrem Baby viel Zeit vor einem Spiegel. Schwingen Sie mit ihm in bestimmte Richtungen. Ein Blick nach außen und zurück über die Schulter in den Spiegel hilft ein nach innen drehendes Auge nach außen zu richten.

■ Ab dem zweiten Lebensjahr

Die etwas älteren Kinder lieben »action«, das heißt, dass Gekitzel, Hüpfen, Hopsen und Überkreuzbewegungen wie das Hampelmann-Springen jetzt gut ankommen.

➤ Kombinieren Sie die Überkreuzbewegungen mit Spielen, bei denen einer etwas vormacht und alle anderen ihn nachahmen. Glockenspiele, Gongs, Triangeln und Trommeln lassen sich in viele Spiele integrieren.

➤ Stellen Sie sich in einer Runde um das Kind auf, das die Augen zuhalten oder verbinden muss. Einer der Mitspieler gibt einen Klangton von sich. Das Kind muss zeigen, aus welcher Richtung

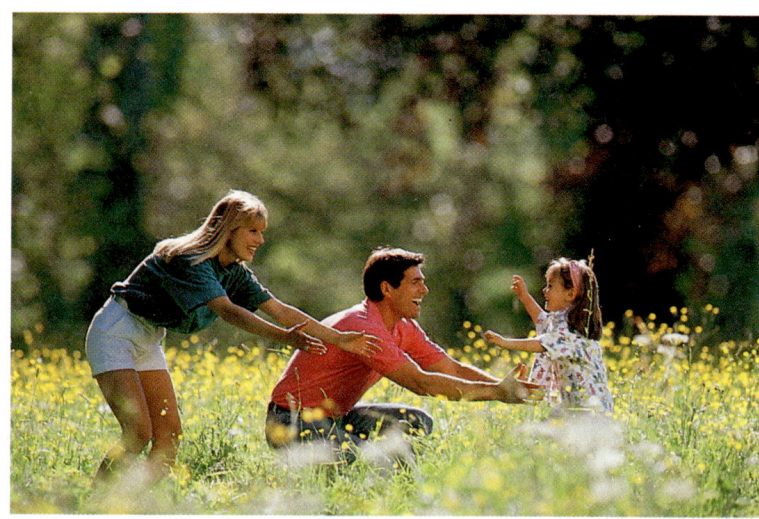

Ein Ausflug ins Grüne ist eine Wohltat für Körper und Seele. Außerdem bieten sich viele Möglichkeiten, die Sinne – ob Riechen, Tasten, Hören oder Sehen – zu trainieren.

der Ton kam. Mit dieser spielerischen Übung lernt Ihr Kind Geräusche zu orten.

➤ Spielen Sie mit Ihrem Kind »Was siehst Du?«, das geht mit einem Bilderbuch oder auch ohne große Hilfsmittel.

➤ Betrachten Sie gemeinsam einen einfachen Gegenstand, den Ihr Kind sich merken soll. Zeigen Sie ihm dann, wie man seine Augen mit den Handflächen bedeckt (palmiert, → Seite 62), und fragen Sie es, was es nun sieht. Machen Sie eventuell die Geräusche, die der Gegenstand macht, als kleine Unterstützung für Ihr Kind nach.

➤ Spielen Sie Fangen.

➤ Vierjährige sind schon für visuelle Ausflüge in die große Welt bereit. Machen Sie aus einem Spaziergang ein Abenteuer.

Selbstverständlich wechseln alle Familienmitglieder bei diesen Spielen ab, damit nicht nur das Kind »geprüft« wird!

■ Vergleichsspiele für Kinder ab Fünf

So bringen Sie die linke Gehirnhälfte eines Fünfjährigen auf Trab:

➤ Suchen Sie ein Blatt am Boden, das zu einem Blatt am Baum passt.

➤ Lassen Sie ihn die Farbe seines Pullovers an anderen Gegenständen – und in immer größerer Entfernung – suchen.

➤ Bewegungsspiele wie Tanzen, natürlich zu Musik, die Ihrem Kind gefallen, oder ein mit dem ganzen Körper ausgeführter Nah-Fern-Schwung (→ Seite 90) sind gut für Kinder in diesem Alter.

➤ Machen Sie Seeräuberspiele, bei denen Sie die Augen Ihres Kindes abwechselnd mit einer Augenklappe bedecken!

➤ Beschaffen Sie sich ein Mini-Trampolin für das Kinderzimmer oder den Garten. .

■ Die Acht- bis Zehnjährigen

Jetzt sind Witze, Rätsel und Suchspiele der große Renner. Kinder visualisieren (→ Seite 72 bis 75), wenn sie Geschichten hören, während sie Puppenspiele veranstalten und Brettspiele spielen. Die Augen blitzen mit zunehmendem Wissen lebhafter über Schachbrettern oder Monopoly-Spielen.

➤ Bringen Sie Ihrem Schulkind das Palmieren bei (→ Seite 62), und helfen Sie ihm, zählen und rechnen zu lernen, indem Sie gemeinsam Geld und Goldmünzen visualisieren. Zählen und rechnen Sie auch mit geschlossenen Augen.

➤ Spielen Sie gemeinsam »Ich seh etwas, was du nicht siehst, und das ist – blau«. Dieses ausgezeichnete Suchspiel fördert das Zusammenspiel von Gehirn und Augen und macht immer wieder Spaß.

Sehschwächen frühzeitig vorbeugen

Die Zusammenhänge zwischen motorischen Störungen im Kleinkindalter und einer später auftretenden Legasthenie werden erst seit kurzer Zeit erforscht.

Die äußerst wichtige und komplizierte Einschaltphase zur Koordination beider Gehirnhälften findet im Kleinkindalter mit der Krabbelphase statt. Diese Zusammenarbeit der Gehirnhälften ist nötig, um später Lesen und Schreiben zu lernen. In Untersuchungen wurde ein Zusammenhang zwischen Lese- bzw. Lernschwierigkeiten und einer fehlenden Krabbelphase festgestellt. Fördern Sie aus diesem Grund das Krabbeln Ihres Kindes, denn diese Überkreuzbewegung hilft, beide Gehirnhälften zu aktivieren, und beugt so Wahrnehmungsschwächen vor.

■ Warnzeichen ernst nehmen

Bis zum zehnten Lebensjahr entwickeln sich die Augen des Kindes. Wie Sie diese Entwicklung spielerisch fördern können, haben wir bereits geschildert. Schlechte Sehgewohnheiten werden jedoch schnell zur Sehschwäche, wenn Eltern nicht rechtzeitig eingreifen. Alarmzeichen sind:

➤ Beim Lesen in einer verkrümmten Körperhaltung am Tisch sitzen

➤ Beim Lesen und Schreiben einen zu geringen Abstand einhalten – weniger als 30 Zentimeter

➤ Beim Lesen und Schreiben die Stirn runzeln und die Augen zusammenkneifen

➤ Beim in die Ferne schauen werden die Augen zusammengekniffen

Lassen Sie vom Kinderarzt untersuchen, ob nicht Seh- oder generelle Wahrnehmungsstörungen der Grund für bestimmte Verhaltensweisen Ihres Kindes sind.

➤ Zu nahe am Fernseher sitzen

■ Angstfrei erwachsen werden

In der Pubertät treten dann meist die ersten Sehstörungen auf. Bestes Beispiel: die Kurzsichtigkeit. Sie kann durch Angst, Unglücklichsein, Unsicherheit mit verursacht werden. Angst führt zu einer inneren Verkrampfung, auch der Muskulatur. Davon betroffen sind auch die Augen- und Gesichtsmuskeln. Versuchen Sie Ihrem Kind den seelischen Druck zu nehmen. Das betrifft vor allem den Leistungsdruck in der Schule. Reagieren Sie bei Lernschwächen verständnisvoll. Mit psychischer oder gar körperlicher Gewalt erzwingt man keine guten Noten! Ganz im Gegenteil. Die Leistungen eines Kindes, das in der Schule immer unter Druck steht, werden auf Dauer immer schlechter und die Augen häufig mit ihnen.

Übrigens: Wird ein Kind zu früh zu Leistungen animiert, die dem normalen Entwicklungprozess nicht entsprechen – wie Laufen oder Essen mit Messer und Gabel –, können Störungen in der normalen Entwicklung der Hirnbahnen die Folge sein. Symptomatisch dafür sind Mangel an sozialer Integration und schlechte schulische Leistungen, Schielen, Stottern und mangelhafte Körperkoordination.

Lassen Sie Ihr Kind niemals absichtlich mit seiner Angst allein. Dazu gehört auch, dass furchtsame Gemüter abends ein Trostlämpchen neben dem Bett anlassen dürfen, wenn sie sonst nicht einschlafen können.

Schielen

In den ersten Lebensmonaten fangen manche Kinder an zu schielen. Das sollten Sie keinesfalls ignorieren, auch wenn es in diesem Alter noch kein Problem darstellt. Das einfachste Mittel ist das stundenweise Abbinden oder Abdecken des stärkeren, nicht schielenden Auges, um so das schwächere Auge zu fördern. Wenn Sie gegen das Schielen nichts unternehmen, verschlimmert sich die Schwäche des Auges immer mehr, bis es zu einem Dauerzustand wird. Sprechen Sie Ihren Kinderarzt auf die Sehstörung Ihres Kindes an, und fragen Sie ihn nach einer Augenarztpraxis mit einer Seh- oder Augenschule. Gerade bei Kindern hat sich inzwischen die Kombination aus Schulmedizin und alternativen Heilmethoden bewährt.

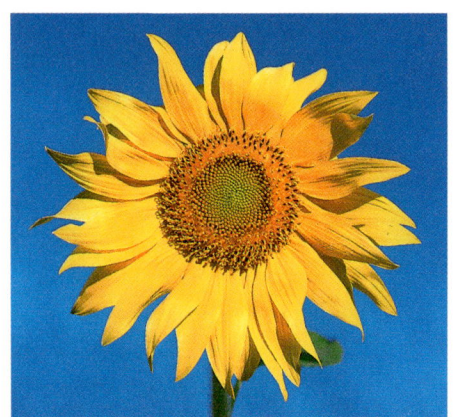

Die Kräfte der Natur nutzen. Stärken Sie auf natürliche Weise Ihre Sehkraft.

Gesund mit den Kräften der Natur

Hinweise, wie Sie die heilsame Wirkung von Sonne, Wasser, Ernährung und Akupressur für sich nutzen können, um leichte Beschwerden selbst zu heilen, finden Sie in diesem Kapitel. Hier stellen wir Ihnen lang- und kurzfristig wirksame Methoden für die Gesunderhaltung Ihrer Augen vor. Abschließend führen wir die Ursachen und Behandlungsmöglichkeiten der häufigsten Augenerkrankungen auf.

Naturheilverfahren für Ihre Augen

Neben den wissenschaftlich anerkannten Heilmethoden sind in den letzten Jahren eine Reihe von Verfahren in Deutschland heimisch geworden, die sich sozusagen noch in der Testphase befinden, weil man ihre Wirksamkeit (noch) nicht erklären kann. Dazu gehören beispielsweise Kinesiologie und Bach-Blütentherapie. Durch die Verbreitung dieser alternativen Heilweisen sind die Naturheilverfahren ganz allgemein wieder stärker in den Mittelpunkt des Interesses gerückt. Wir bieten Ihnen mit den Behandlungsmethoden in diesem Kapitel keine der umstrittenen Alternativmethoden an, sondern nur die Verfahren, die in Deutschland wissenschaftlich anerkannt sind. Die einzige Ausnahme ist Licht zu Behandlungszwecken. Da Sehen aber ohne Licht nicht möglich ist, weisen wir auf diese elementare Kraft gesondert hin.

Naturheilverfahren kommen heutzutage bei der Augenbehandlung immer stärker zum Zug. Zu diesen alternativen Methoden zählen Kinesiologie und Bach-Blütentherapie.

Licht

Im Lauf der Evolution haben sich unsere Augen und unser Körper darauf eingerichtet, das Licht der Sonne mit seiner Wärme, seinen Schwingungen, Strahlungen und dem ihm eigenen Lichtspektrum aufzunehmen. Wer ohne Sonnenlicht leben muss, wird krank. Das Immunsystem wird geschwächt, es kommt zu Vitaminmangel, Depressionen, Schlafstörungen, Muskel- und Gelenkschwächen.

■ Sonnenlicht in Maßen tut den Augen gut

Selbst ein gewisses Übermaß an Licht schadet dem Auge auf Dauer weniger als zu wenig Licht. Ausgedehnter Mangel an Tageslicht setzt das Sehvermögen herab und kann sogar zu Entzündungen führen, wie schon Dr. Bates beschrieb.

Je länger Sie Ihren Augen das natürliche Sonnenlicht entziehen – sei es durch getönte Brillengläser, getönte Fenster- und Autoscheiben oder sehr dunkle Sonnenbrillen –, umso mehr stumpft die Netzhaut ab, und die Augen werden lichtscheu. Die Sehleistung wird immer schlechter, was sich besonders in der Dämmerung und bei Dunkelheit bemerkbar macht. Eine so entstandene Lichtempfindlichkeit äußert sich häufig darin, dass man nachts schlechter sieht.

Nicht immer ist die modische Sonnenbrille auch die erste Wahl für die Augen. Im Zweifelsfall sollten Sie Ihre Gläser lieber beim Optiker kaufen!

Kunstlicht

Wer den ganzen Tag am Bildschirm sitzt (→ Seite 90 bis 95), oder in Räumen mit Kunstlicht arbeiten muss, ist völlig anderen Lichtverhältnissen ausgesetzt als in der Natur. Das liegt vor allem daran, dass das Kunstlicht nicht so viele Farben aufweist wie das Sonnenlicht. Das eingeschränkte Lichtspektrum mindert die Aktivität der Sehzellen, und die Augen ermüden schneller. Zusätzlich wirken das elektrostatische und elektromagnetische Feld des Bildschirms auf Körper und Augen.

Wenn Sie nicht die Möglichkeit haben, Ihren Arbeitsplatz so einzurichten, dass Sie mehr natürliches Licht erhalten, nutzen Sie als Alternative die seit einiger Zeit erhältlichen Lichtquellen, die dem Spektrum des Sonnenlichts näher kommen. Empfehlenswert sind Raster- und Prismenleuchten, weil sie eine gleichmäßige Verteilung des Lichts garantieren.

Lassen Sie sich ebenfalls in einem guten Fachgeschäft zum Thema Büro- und Arbeitsleuchten beraten. Gerade für die Leseecke daheim und im Kinderzimmer sollte man auf keinen Fall an der Beleuchtung sparen.

Sonnenlicht erhellt den Intellekt, stärkt die emotionalen Energien, stimuliert Ihre Denkprozesse, hebt die Stimmung und verbessert Ihre körperliche Verfassung.

Mit Sonnenlicht tun Sie Ihrem Körper und Ihrer Seele Gutes. Sie müssen aber unbedingt darauf achten, beim Sonnen die Augen geschlossen zu halten, um die Gefahr einer Netzhautschädigung durch Verbrennungen zu vermeiden. Das gilt besonders für die intensive Bestrahlung im Solarium, im Hochgebirge auf Schneefeldern, in der Wüste oder am Meer.

Scheint die Sonne nicht, ersetzt eine 100- bis 150-Watt-Lampe das energiespendende und wohltuende Sonnenlicht.

■ Sonnen, aber richtig!

Ganz instinktiv suchen wir nach einem langen Winter den Aufenthalt im Freien und genießen die ersten Strahlen der Frühlingssonne. In Ländern am Polarkreis sind Lichttherapien mit Bädern in speziellem Licht eine verbreitete Maßnahme gegen Depressionen. Wenn es Ihnen möglich ist, nehmen Sie die Brille ab oder die Kontaktlinsen heraus, bevor Sie sich sonnen. Entspannen Sie sich, und wenden Sie Ihr Gesicht mit geschlossenen Augen der Sonne zu.

Drehen Sie ganz langsam den Kopf von einer Seite auf die andere, damit das Sonnenlicht auch seitlich über die geschlossenen Augen streichen kann.

Lichtempfindlichkeit

Durch Kopfschmerzen, Migräne, allgemeine Erschöpfung, Stress oder Krankheit wird die Lichtempfindlichkeit meist noch verstärkt. Auch hier hilft das Augenruhekissen.

Lichtempfindlichkeit ist häufig das erste Anzeichen von Stress oder beginnender Krankheit. Empfindlich und gestresst reagieren Ihre Augen dann an besonders hellen Tagen oder wenn Licht durch Schnee oder Wasser reflektiert wird. Bei hellem Licht sehen die Augen nur scharf, wenn sie gesund und entspannt sind.

Erholung für gestresste Augen bringen Augenruhekissen, die Sie im Reformhaus bekommen. Sie sind mit Hirseschalen gefüllt. Entspannen Sie sich, und legen Sie dann das Augenkissen auf die Stirn und die geschlossenen Augen. Die wohltuende Dunkelheit und der sanfte Druck der Hirsefüllung tut Augen, Körper und Seele gut.

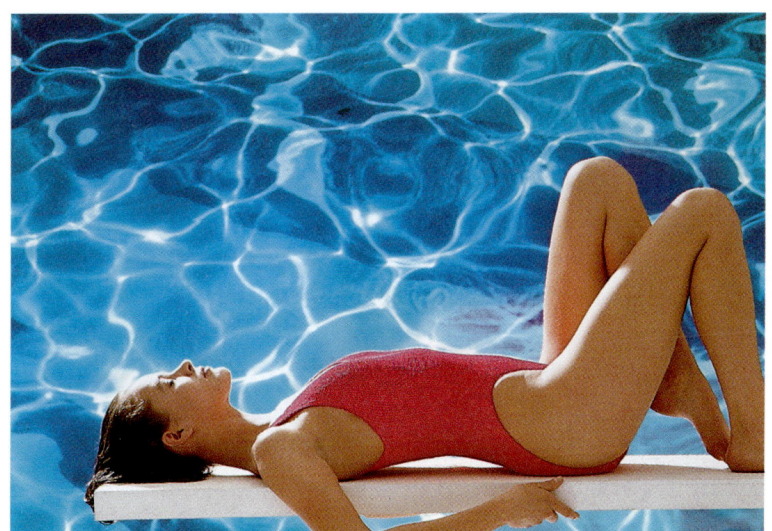

Ein Sonnenbad kann eine Streicheleinheit für gestresste Augen sein. Dabei ist es wichtig, das richtige Maß nicht zu verfehlen.

Während Sie sich sonnen, halten Sie ab und zu die Handflächen über die geschlossenen Augen. Erleben Sie ganz bewusst die Extreme von absoluter Dunkelheit und intensiver Helligkeit. Sonnen Sie nur, solange es Ihrem Wohlbefinden und Ihrem Bedürfnis zuträglich ist. Am Anfang genügen Ihnen vermutlich schon wenige Minuten. Wenn Sie spüren, dass Ihnen das Sonnen gut tut, dehnen Sie die Übung aus.

Beenden Sie das Sonnen mit längerem Palmieren (→ Seite 62) und anschließendem Blinzeln. Strecken und dehnen Sie Ihren Körper. Gähnen Sie ausgiebig. Machen Sie, wenn möglich, eine Kaltwasseranwendung (→ Seite 121).

■ Wirkung des Sonnenlichts

Nach dem Sonnen oder Lichtbaden werden Sie Folgendes an sich feststellen:

➤ Es wirkt beruhigend auf Augen, Nerven und Muskeln.

➤ Die Sehleistung und das Denkvermögen werden besser.

➤ Die Sicht bei Nacht verbessert sich.

➤ Die Lichtverträglichkeit Ihrer Augen wird größer – helles Licht blendet und stört Sie weniger.

➤ Ihr Gehirn ist aktiver und leistungsfähiger.

➤ Ihre Netzhaut nimmt schon nach einigen Sonnenbädern die Bilder viel klarer auf.

➤ Die Augen fühlen sich wunderbar entspannt an, die Muskulatur wird gelockert und die Blutzirkulation angeregt.

➤ Die Tätigkeit der Tränendrüsen wird reguliert.

➤ Typische Überforderungssymptome wie gerötete, sandige, tränende oder lichtempfindliche Augen regulieren sich.

Heilendes Wasser

Das Augenbad erzielt auch gute Heilerfolge, wenn Sie zu Bindehautentzündungen und Allergien neigen. Vergleichen Sie auch mit dem Kräuterbad, Seite 120.

Die heilende Kraft der Wasseranwendungen kennen viele von uns seit der Kindheit in Form von Halswickeln oder dem Tautreten. Die Sauna oder der kalte Guss nach der heißen Dusche sind Wasseranwendungen, deren immunsisierende und wohltuende Wirkung gerade bei unserem wechselhaften Klima vielen Menschen hilft. Aber auch bei der Stimulierung und Pflege der Augen haben sich gezielte Wasseranwendungen sehr bewährt.

■ Augenbäder

Praktisch ist eine Augenbadewanne, die Sie in jeder Apotheke kaufen können. Haben Sie keine Augenbadewanne zur Hand, bietet ein Schnapsglas mit dickerem Rand eine gute Alternative.

➤ Füllen Sie Ihre Augenbadewanne bis zur Markierung mit reinem (gefiltertem) Wasser. Leitungswasser ist erfahrungsgemäß zu hart.

➤ Beginnen Sie mit dem rechten Auge. Halten Sie die Augenbadewanne an den unteren Rand des rechten Auges. Schließen Sie beide Augen.

Keine Angst vor Augenbädern und -duschen: Auch wenn man am Anfang instinktiv zurückzuckt, das Wasser dringt nicht in die Augen ein und reizt sie auch nicht.

➤ Lehnen Sie den Kopf zurück, und drücken Sie die Badewanne sanft gegen den Rand der Augenhöhle. Blinzeln Sie mit den Augen. Durch das Blinzeln wird das Wasser gleichmäßig über dem Augapfel verteilt. Mit diesen Bewegungen spülen Sie die vordere Augenpartie mit der Horn- und Bindehaut aus.

➤ Wiederholen Sie das Ganze mehrmals und führen Sie es anschließend am linken Auge durch.

■ **Variante: Augendusche**

Mit dem Wechselreiz von kalt auf warm wird das Immunsystem gestärkt. Besonders belebend wirkt eine kalte Dusche nach dem Sonnen. Lassen Sie kaltes Wasser sanft über die Augenlider fließen. Beziehen Sie die Ohren, die Stirn und den Nacken in diese Dusche mit ein. Die Augendusche wirkt erfrischend und regt die Durchblutung an.

Entschlackung für die Augen

Wozu brauchen die Augen eine Diät, werden Sie sich vielleicht fragen. Die Antwort ist, dass Gefäßablagerungen und Stoffwechselstörungen, wie sie im Laufe der Zeit durch unsere so genannte Wohlstandsernährung, besonders durch ein Zuviel an tierischen Fetten, Zucker und Alkohol entstehen, auch die Gefäße der Augen extrem belasten.

Unser gesamter Organismus benötigt von Zeit zu Zeit eine Phase der Entgiftung und Entlastung. Die seit alters bekannten Frühjahrs- oder Herbstdiäten haben darin ihren Sinn. Leider erfüllen die meisten Modediäten mit klingenden Namen diesen Zweck nur unzureichend, da sie eine viel zu einseitige Ernährungsform darstellen.

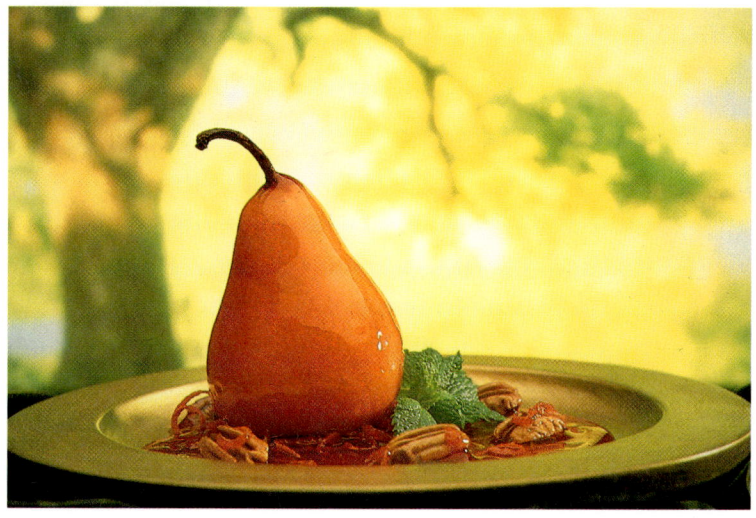

Eine ausgewogene Diät kann Wunder wirken – nicht nur für Körper und Seele, sondern auch für die Augen.

Die Toronto-Diät hat den Vorteil, dass sie relativ viel Abwechslung bietet und durch ihre großen Portionen Heißhungerattacken vorbeugt.

Das General Hospital in Toronto hat eine wirksame Diät ausgearbeitet, die der Entschlackung und Regeneration des Körpers dient. Diese erprobte Diät hat entscheidende Vorteile, weswegen wir sie Ihnen hier vorstellen möchten. Sie ist leicht in den Alltag zu integrieren und man verliert nebenbei auch einige überflüssige Pfunde.

Natürlich gelten auch für diesen Ernährungsplan einige Grundregeln, die man bei jeder Diät einhalten sollte.

■ So haben Sie mehr von der Diät

Beginnen Sie eine Diät nur dann »auf eigene Faust«, wenn Sie sich ganz gesund fühlen. Seien Sie darauf gefasst, dass die Umstellung, die in den nächsten Tagen in Ihrem Körper vor sich geht, häufig von seelischen Reaktionen begleitet ist. Sie können sich am Anfang euphorisch fühlen und nach einigen Tagen in ein Stimmungsloch fallen – oder andersherum. Lassen Sie nicht zu, dass der »Diätblues« die begonnene Ernährungsumstellung zunichte macht. Halten Sie sich trotzdem an den Plan.

Nur wenn Ihr Körper Ihnen signalisiert, dass ihm die Diät zum jetzigen Zeitpunkt nicht bekommt, sollten Sie nach einem Umstellungstag mit leichter Kost so weiteressen wie gewohnt.

Hier einige Tipps, die Ihnen die Zeit der Diät erleichtern und verschönern:

➤ Trinken Sie regelmäßig und viel. Der Körper braucht jetzt zwischen zwei und drei Liter Flüssigkeit täglich. Am besten werden Sie vermutlich Kräutertees, Heilwasser oder verdünnte Säfte vertragen.

Alkohol ist ebenso wie Brot bei der Toronto-Diät tabu!

➤ Darauf sollten Sie beim Trinken achten: Kaffee und schwarzer Tee sind keine Getränke im eigentlichen Sinn. Die Tassen, die Sie davon trinken, können Sie nicht mitrechnen. Bedenken Sie auch, dass Cola, Säfte, Limonaden, Bier, Wein usw. unverhältnismäßig viel Kalorien enthalten. Seien Sie also bitte vorsichtig, und trinken Sie keine großen Mengen dieser »Bomben«.

➤ Tun Sie etwas für Ihren Kreislauf. Der Blutdruck sinkt in den ersten Tagen einer Diät immer etwas ab. Hier können Sie gegensteuern, indem Sie sich morgens Zeit lassen beim Aufstehen. Wenn Sie einfach ein Weilchen auf der Bettkante sitzen bleiben, bevor Sie sich in den Tag stürzen, hat der Kreislauf Zeit, sich zu stabilisieren.

➤ Gehen Sie viel an frischer Luft spazieren, gönnen Sie sich ein wenig Gymnastik, Tanz oder Sport. Das kurbelt den Kreislauf an und unterstützt Entschlackung und Fettabbau.

➤ Sollten Sie während der Diät leichter frieren als sonst, helfen warme Bäder, ein Saunabesuch oder einfach eine warme Kuscheldecke.

➤ Belohnen Sie sich dafür, dass Sie die Diät durchhalten. Gönnen Sie sich den Kinobesuch, das ausgiebige Telefonat mit der Freundin, den Museumsbesuch – Sie müssen deswegen nicht immer viel ausgeben oder im Kaffeehaus enden. Sicher haben auch Sie einige kleinere Wünsche, die nicht die Welt kosten, die aber Ihr Lebensgefühl enorm heben.

➤ Der ideale Zeitraum für die Diät sind zwei Wochen. In diesen vierzehn Tagen wird der Organismus wirksam von innen heraus gereinigt und entschlackt. Sie werden sich danach leichter und voller Energie fühlen.

■ Basis: die Gemüsesuppe

Das Herzstück der Diät ist eine Suppe, die Sie mit vielen Nährstoffen versorgt. Sie wärmt, »füllt den Bauch« und ist dabei doch absolut kalorienarm. Sie brauchen:

– 3 große milde Gemüsezwiebeln
– 1 große Dose geschälte Tomaten oder 4 bis 6 frische Tomaten
– 1 kleiner Weißkohl
– 1 bis 2 Peperoni (je nachdem, wie scharf Sie gerne essen)
– 3 Stangen Lauch
– 3 Möhren
– 1 Bouillonwürfel (ohne tierische Fette – aus dem Reformhaus)

Alle Gemüse klein schneiden und mit dem Brühwürfel in zwei Litern Wasser eine gute Stunde bei geringer Temperatur kochen. Nach Wunsch mit etwas Sojasoße abschmecken.

Sie müssen die Suppe natürlich nicht jeden Tag neu kochen, sondern können sich einen Vorrat für ein, zwei Tage anlegen und sie dann portionsweise aufwärmen.

Das Wunderbare an dieser Diät ist der große Spielraum, den sie Ihnen bei der Zusammenstellung der Tagespläne gibt. Lassen Sie Ihre Fantasie walten, und gehen Sie – innerhalb der angegebenen Grenzen – ruhig Gelüsten nach!

■ Das Diät-Programm

Zu der Suppe essen Sie:

➤ **Am 1. Tag:** Früchte (alle Sorten mit Ausnahme von Bananen); so viel Wassermelonen, wie man will, denn sie haben fast keine Kalorien

➤ **Am 2. Tag:** Gemüse (alle Sorten außer Bohnen, Erbsen und Mais), roh oder gekocht, ohne Mengenbegrenzung

➤ **Am 3. Tag:** Früchte und Gemüse, ausgenommen Kartoffeln und Bananen

➤ **Am 4. Tag:** Bis zu 8 Bananen und 8 Glas Milch (max 1,5 % Fett) oder Magermilchprodukte

➤ **Am 5. Tag:** Bis zu 300 g gegrilltes Rindfleisch und 8 Tomaten

➤ **Am 6. Tag:** So viel Gemüse und mageres Rindfleisch, wie man mag (Gemüse in heißem Wasser ziehen lassen)

➤ **Am 7. Tag:** Gekochter brauner Reis und Gemüse; dazu gibt es zuckerfreie Fruchtsäfte in beliebiger Menge und je nach Wunsch Kaffee oder Tee – ohne Milch und Zucker –, ebenfalls in beliebiger Menge.

➤ **Am 8. bis 14. Tag:** Wiederholen Sie das Programm der ersten Woche. Wenn Hungergefühle auftreten: zurück zur Suppe!

Akupressur

Die Akupressur stellt ein eigenständiges chinesisches Heilsystem dar. Die Massage ganz bestimmter Punkte am Körper durch Druckausübung mit den Fingerkuppen ist eine der wenigen fernöstlichen Heilmethoden, die in Deutschland als wirksame Naturheilverfahren wissenschaftlich anerkannt wurden.

Ihre Hände sind die einzigen Werkzeuge, die Sie für die Akupressur benötigen. Ein wenig Fingerspitzengefühl und Übung brauchen Sie zwar zum richtigen Anwenden der Akupressur, sie ist jedoch relativ einfach zu lernen und eignet sich bestens zur Selbstbehandlung.

Wenn Ihre Augen oft müde sind, wenn Sie sich erschöpft fühlen und häufig Kopfschmerzen haben, versuchen Sie es doch einmal mit Akupressur. Sie ist die ideale Entspannungsmöglichkeit bei

Die beschriebenen Akupressurpunkte beruhigen angestrengte, schmerzende, flimmernde, zitternde oder auch tränende Augen.

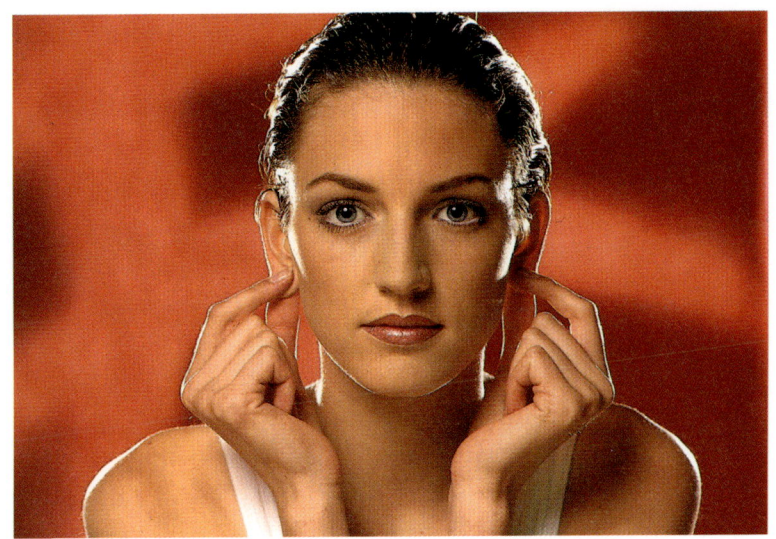

Ein Vorteil der Aku-
pressur ist, dass Sie sie
nahezu überall prakti-
zieren können: ob im
Büro, beim Spazier-
gang oder im Zug. Mit
etwas Übung erlangen
Sie bald eine gewisse
Routine beim Aufspü-
ren der wichtigsten
Akupressurpunkte.

derartigen Beschwerden, weil sie die Durchblutung der gesamten
Augenpartie unterstützt und Verspannungen löst.
Bitte vergleichen Sie auch den Abschnitt »Mit Massagen Blocka-
den lösen«, Seite 98.

■ So finden Sie den richtigen Punkt

Wir konzentrieren uns an dieser Stelle auf die Beschreibung der
wichtigsten Akupressurpunkte, die leicht erreichbar im Gesicht
liegen. Auf der Abbildung auf der nächsten Seite finden Sie die
ungefähre Lage der ausgewählten Punkte. Um die Technik der
Akupressur zu erlernen, sollten Sie sich Zeit lassen, damit Sie das
nötige Fingerspitzengefühl entwickeln.
Beachten Sie bitte, dass bei der Akupressur leichte Druckschmer-
zen entstehen können und sogar sollen. Daran erkennen Sie, dass
die entsprechende Stelle die Anwendung mehr als nötig hat und
dass hier sehr viel Energie blockiert wird. Um diesen Punkt sollten Sie sich in Zukunft besonders kümmern, bis die Schmerzen
bei jeder Massage weniger werden und der Energiefluss nicht
mehr gestört ist. Die Akupressur fördert die Durchblutung der
behandelten Hautpartien und wirkt direkt auf die Augen.

*Eine Akupressur-
massage wirkt aus-
gesprochen positiv
auf die Haut und
unsere Entgiftungs-
organe, die Nieren
und die Leber.*

Wird der Schmerz während der Akupressur etwas stärker, bitte nicht den Atem anhalten, sondern bewusst tief und in gleichmäßigem Rhythmus weiteratmen.

Sollten Sie unsicher sein, ob Sie den richtigen Punkt gefunden haben, dann führen Sie die Fingerkuppen an den betreffenden Stellen entlang. Der Akupressurradius beträgt ungefähr 1,5 Zentimeter – Sie liegen also vom richtigen Punkt nie weit entfernt. Während Sie Ihre Akupressurübungen durchführen, atmen Sie ruhig und entspannt. Diesen wichtigen Punkt sollten Sie nicht außer Acht lassen. Nach den Akupressurmassagen sollten Sie palmieren, so dass sich die Augen zusätzlich erholen können (Seite 62).

■ Anspannungsgefühl in den Augen

Den Wangenpunkt aktivieren Sie, wenn Sie das Gefühl haben, dass Ihre Augen angespannt sind und »drücken«. Legen Sie alle vier Finger auf den unteren Rand der Augenhöhlen. Üben Sie sanften Druck aus, und streichen Sie entlang der Augenhöhlen nach außen.

■ Kopfschmerz und Verspannungen im Schläfenbereich

Mit diesem Punkt akupressieren Sie Energieblockaden im Schläfenbereich. Legen Sie den Mittelfinger in die Vertiefung der Schläfe. Drücken Sie diesen Punkt, oder massieren Sie kreisend drei bis sechs Atemzüge lang.

Im Bereich von Gesicht und Nacken befinden sich wichtige Akupressurpunkte. Achten Sie darauf, dass der Druck gleichmäßig, aber nicht zu stark ist. Wiederholen Sie die Übungen bei Bedarf drei- bis viermal.

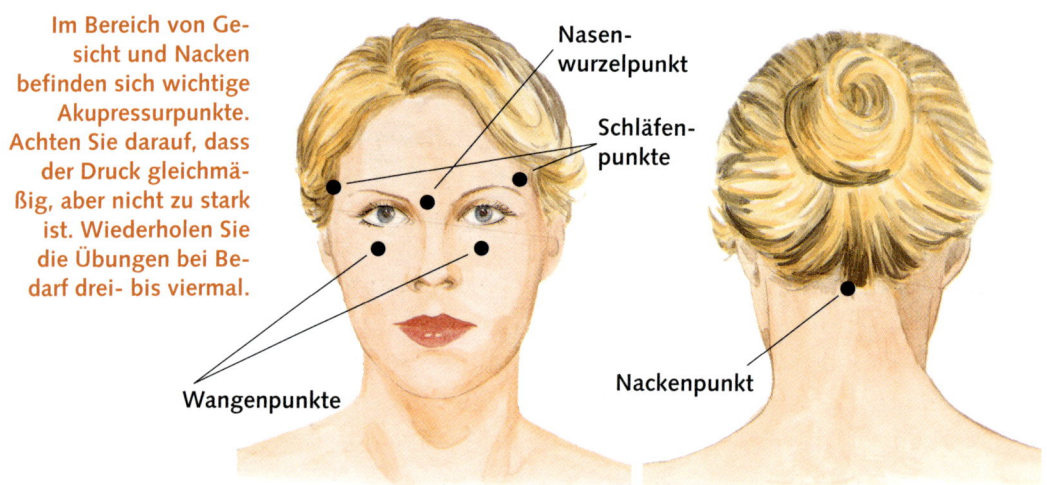

Nasen-
wurzelpunkt

Schläfen-
punkte

Wangenpunkte

Nackenpunkt

■ **Schmerzen**

Den Augenbrauenpunkt drücken Sie bei Stirnkopfschmerzen, bei Verspannungen oder, wenn Sie mit überanstrengten Augen zu kämpfen haben. Massieren Sie mit dem Daumen kreisförmig und mit leichtem Druck entlang den Knochen der Augenbrauen nach außen.

Sie können aber auch leicht kreisend, mit leichtem Druck durch den Daumen am oberen Augenhöhlenrand entlang massieren – unterhalb des Stirnknochens bis zum Augenbrauenende.

■ **Überanstrengung**

Den Nasenwurzelpunkt drücken Sie, wenn Sie Ihre Augen überanstrengt haben. Üben Sie mit dem Daumen und dem Zeigefinger an der Nasenwurzel – sie liegt zwischen beiden Augen – kurz und nicht zu stark Druck aus. Sollten Sie nur langsam Erleichterung verspüren, wiederholen Sie die Übung mehrmals.

■ **Das tut den Augen gut!**

Den Nackenpunkt zu drücken verbessert die Sehleistung, lockert Hals- und Nackenmuskulatur und bewirkt, dass dem gesamten Kopfbereich und vor allem dem Sehzentrum vermehrt Energie zugeführt wird. Drücken Sie für drei bis sechs Atemzüge mit beiden Daumen in die Vertiefung am Hinterkopf.

Die Akupressur ist eine der beliebtesten Maßnahmen zur Selbstbehandlung, da sie einfach zu erlernen und jederzeit anwendbar ist.

Häufige Augenerkrankungen, Ursachen und Behandlung

Wir wissen heute schon relativ viel über die Entstehung von Krankheiten aus biologischer Sicht. Und wir sind auch dem Geheimnis auf der Spur, warum Menschen zu einem bestimmten Zeitpunkt in ihrem Leben erkranken.

Ein besonders einleuchtendes Beispiel dafür, wie seelisches Erleben und körperliche Reaktionen sich zu einer Erkrankung verdichten können, sind Magenprobleme. Wenn jemand sehr viel negativen Stress erlebt, kann es sein, dass er den Stress durch sein Essverhalten zu bewältigen sucht. Viele Menschen beginnen dann nämlich übermäßig, hastig und vor allem unregelmäßig zu essen. Da in Stresssituationen aber das Nervensystem die Verdauungsvorgänge bremst, um dem Körper an anderer Stelle mehr Energie für Durchhaltevermögen und Kraft zur Verfügung zu stellen, werden die Speisen nicht richtig verdaut. Essen bleibt im Darm liegen, gärt dort und führt zu einer nachhaltigen Schädigung der Verdauungswege. Wer nun von vornherein seine persönliche Schwachstelle des Organismus im Magen-Darm-Bereich hat, wird die Auswirkungen der Schäden dort rasch spüren.

Dabei ist es von Mensch zu Mensch verschieden, wie der Körper reagiert, denn jeder hat seine eigene Kombination solcher körperlichen Schwachstellen. Beim einen ist es der Rücken, der immer wieder Beschwerden verursacht, beim nächsten der Magen und bei einem dritten sind es eben die Augen …

Heilende Kräuter pflegen die Augen

■ Augentrost ist in seiner Wirkung noch entzündungshemmender als Kamille. Augentrosttee können Sie als Kompresse auf die geschlossenen Lider legen. Stets kalt anwenden. Kinder dürfen Augentrost allerdings in keiner Form anwenden, er könnte zu Vergiftungen führen!

■ Ackerschachtelhalm wirkt wegen seines reichlichen Kieselsäuregehalts ebenfalls entzündungshemmend. Als Augenbad ist er auch für Kinder mit Bindehautentzündung zu empfehlen.

Kamille sollte als Augenbadezusatz vorsichtig eingesetzt werden. Unsachgemäße Anwendungen führen unter Umständen zu weiteren allergisch bedingten Augenreizungen.

■ Das Fenchel-Augenbad wirkt reizlindernd und entzündungshemmend. Es wird vor allem für Kinder oder als weiterer Zusatz zum Augenbad mit Augentrost empfohlen.

■ Die beliebte Kamille wirkt keimhemmend, reiz- und entzündungslindernd. Sie stillt Juckreiz, Brennen und Schmerzen. Kamille ist am ehesten zu empfehlen für Augenkompressen, die Sie zwischen zehn und dreißig Minuten auf die geschlossenen Lider legen.

Bindehauterkrankungen

Wenn das Auge stark gerötet ist und schmerzt, sollten Sie so schnell wie möglich zum Augenarzt gehen. Die Unterscheidung zwischen Bindehautkatarrh und rotem Auge ist nur dem Fachmann möglich und die genaue Diagnose ist für die richtige Behandlung wichtig.

Bindehauterkrankungen können auch als Begleiterscheinung von anderen Erkrankungen der Augen, der Lider, Tränenwege oder Nasennebenhöhlen auftreten.

■ Bindehautentzündungen

Das charakteristisch gerötete und schmerzende Auge bei Bindehautentzündungen kann eine Reihe von Ursachen haben. Es entsteht beispielsweise durch Ansteckung mit Bakterien oder Viren, durch Infektionskrankheiten wie Schnupfen, Grippe, Masern und Windpocken. Auch Hautkrankheiten wie Ekzeme oder Schuppenflechte und allergische Reaktionen wie Heuschnupfen, Arzneimittelallergie, Rheuma und chronische Leberleiden können Auslöser sein.

Umweltbedingte Ursachen sind: Reizgase, Rauch, Staub, Fremdkörper, Zugluft und UV-Strahlen (Schneeblindheit oder intensive und zu lange Sonnenbestrahlung ohne Schutz).

➤ Neben den vom Arzt verschriebenen Tropfen helfen manchmal auch Karottensaft und Karottenbrei wegen ihres Vitamin-A-Gehalts. Trinken Sie täglich 1/8 Liter frisch gepressten Karottensaft, und essen Sie vor jeder Mahlzeit ein wenig frischen Karottenbrei, beides mit einem Teelöffel Pflanzenöl vermischt, damit der Körper das fettlösliche Vitamin gut aufnehmen kann.

Da so viele mögliche Auslöser in Frage kommen, sollten Sie die Diagnose und die Behandlungsempfehlung im Zweifelsfall einem Augenarzt überlassen.

■ Bindehautkatarrh

Typisch für diese Reizung, an der viele empfindliche Menschen leiden, sind die verklebten Wimpern und Lider morgens nach dem Aufwachen. Als häufige Begleiterscheinungen treten auf: Tränenfluss, Lichtempfindlichkeit, Brennen und Juckreiz. Oft ist auch ein unangenehmes Druckgefühl und Reiben bei jedem Lidaufschlag festzustellen, so als wäre Sand in die Augen gekommen. Darüber hinaus sind manchmal die Lider auch angeschwollen.

■ Rotes Auge

Das rote Auge kann beispielsweise durch Blutungen in oder unter der Bindehaut entstehen – bei Blutkrankheiten, nach Hustenanfällen oder heftigem Erbrechen. Es kommt vor bei Augenerkrankungen wie grüner Star, Hagelkorn oder Entzündungen von Leder- und Regenbogenhaut.

■ Behandlung

Bitte vergleichen Sie zur Anwendung eines einfachen Augenbads auch die Seite 110.

Einfache Katarrhe der Bindehaut, etwa die Entzündung durch Zugluft oder bei Schnupfen und anderen Erkältungskrankheiten, behandeln Sie mit Augenbädern wie unten beschrieben. Kräuterzusätze wie Ackerschachtelhalm, Augentrost, Fenchel, Holunder oder Kamille verschaffen schnell Linderung. Unterstützend wirken Kompressen mit Augentrost- und Kamillentee, die Sie auf die Lider legen. Kompressen werden grundsätzlich kalt angewendet und sollten zwischen zehn und dreißig Minuten einwirken. Wenn Ihnen diese Behandlung nach kurzer Zeit nicht hilft, sollten Sie unbedingt einen Augenarzt aufsuchen.

■ Kräuter-Augenbad

Für dieses Augenbad nehmen Sie eine ausreichend große Waschschüssel, in die Sie Ihr Gesicht bis über die Augen eintauchen können. Sie wird zu zwei Dritteln mit Kräutertee ge-

Bei einer Erkrankung der Augen werden in leichten Fällen Tropfen und Salben verschrieben. Man kann sie einfach zu Hause anwenden, sobald man sich daran gewöhnt hat, sich selbst eine Flüssigkeit in den Bindehautsack zu träufeln.

Entzündungen und ihre Behandlung

Da Sie die leichten Formen akuter Entzündungen am Auge in der Regel gut selbst behandeln können, haben wir Ihnen kurze Beschreibungen der Erkrankungen und die Anleitungen für die Behandlung zusammengestellt. Experimentieren Sie aber nicht herum, wenn die Selbstbehandlung nicht rasch genug anschlägt. In der Regel werden Sie eine Erleichterung schon nach der ersten Behandlung spüren. Ist das nicht der Fall, müssen Sie zum Arzt. Auch auf Verdacht ist es besser, zum Arzt zu gehen, als eine Erkrankung am Auge zu verschleppen!

füllt. Sie tauchen Ihr Gesicht ein und bleiben jeweils für kurze Zeit »unter Wasser«. Dabei die Augen mehrmals öffnen und schließen.

Das kalte Augenbad hilft bei chronischen Entzündungen und stärkt die Augen. Sie können diese Behandlung etwa drei Mal wöchentlich durchführen. Die Kräuterzusätze werden – außer Kamillenblüten – immer abgekocht und sorgfältig durch ein feines Tuch abgeseiht, damit keine Rückstände im Aufguss bleiben und die Augen reizen können. Warme Augenbäder sind wirksam gegen alle akuten Entzündungen, dürfen aber nur mit ärztlicher Genehmigung durchgeführt werden.

Gerstenkorn und Hagelkorn

Die schmerzhafte, entzündliche Schwellung am Augenlidrand, im Volksmund als Gerstenkorn bezeichnet, entsteht durch Infektion einer Talgdrüse. Es muss wie ein Abszess behandelt werden, das heißt Sie sollten auf keinen Fall daran herumdrücken oder gar selbst versuchen, es »operativ« zu entfernen. Behandeln Sie es stattdessen mit warmen Auflagen aus Bockshornklee und Leinsamen.

Schwillt das Gerstenkorn nicht innerhalb kürzester Zeit ab, droht ein Lidabszess, der ausgesprochen schmerzhaft ist und eine medizinische Behandlung erfordert. Daher muss der Arzt das Gerstenkorn öffnen, wenn es nicht durch warme Auflagen einschmilzt und sich nach außen entleert.

Linderung verschaffen Augenkompressen, die Sie mehrmals täglich für je zehn bis dreißig Minuten auf die geschlossenen Lider legen. Zur Nachbehandlung des Gerstenkorns werden kalte Kräuter-Augenbäder (→ Seite 118) mit Kamille oder Augentrost empfohlen. Sie fördern eine schnelle Abheilung des entleerten Gerstenkorns.

Die als Hagelkorn bezeichnete, kugelförmige, schmerzlose kleine Geschwulst auf dem Lid spricht im Allgemeinen nicht auf Augenbäder oder -kompressen an. Obwohl es an sich harmlos ist, sollten Sie das Hagelkorn von Ihrem Augenarzt entfernen lassen.

Das Hagelkorn entsteht durch eine Stauung im Talgabfluss, den die so genannten Meibomschen Drüsen am Unter- und Oberlid regeln.

Unser Auge ist ein hochentwickeltes und -empfindliches Sinnesorgan: Nehmen Sie deshalb auch kleinere Entzündungen ernst, lassen Sie sich nicht auf Experimente ein, sondern konsultieren Sie Ihren Augenarzt.

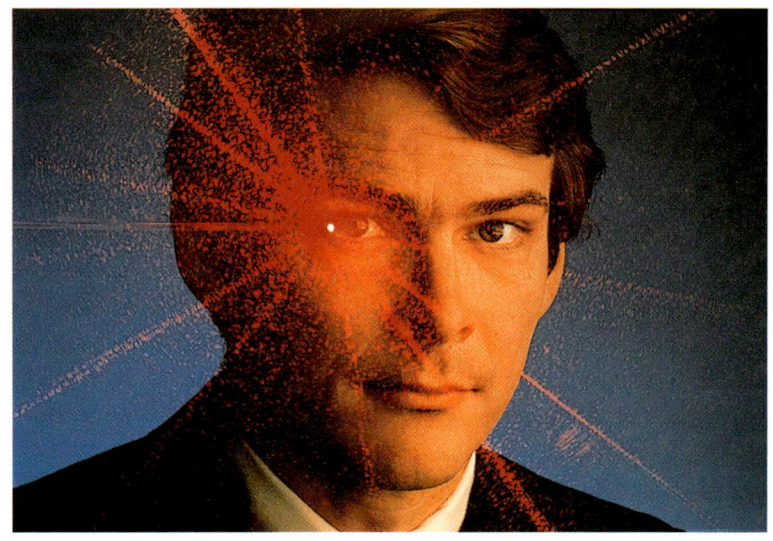

Erkrankungen der Gefäßhaut des Auges

Die Entzündung der Hornhaut ist wohl die häufigste Augenerkrankung. Sie kann schwere bleibende Schäden und Störungen des Sehvermögens hervorrufen, weil sich infolge der Entzündung die klare, lichtdurchflutete Hornhaut trübt. Selbst bei kleinsten Verletzungen bedarf es wegen der Infektionsgefahr bei jeder Entzündung sofortiger ärztlicher Behandlung. Hornhautentzündungen können sonst auf den Augapfel übergreifen und zum Verlust des Augapfels führen.

Entzündungen der Hornhaut entstehen mitunter auch aus einer Bindehautentzündung heraus.

Die Regenbogenhautentzündung entsteht durch lokale oder allgemeine Infektionen des Körpers. Sie wird meist bei Übergreifen einer Hornhautentzündung, einer Hornhautverletzung sowie bei einem Hornhautgeschwür diagnostiziert. Auch als Folge von Diabetes mellitus, Tuberkulose und Herdinfektionen durch kranke Mandeln, Zähne, Gallenblase und Rheuma kann sie entstehen.

Die Aderhaut ist die gefäßführende Schicht des inneren Auges, die von zahlreichen großen und kleinen Arterien und Venen durchzogen ist. Aderhautentzündung findet sich bei lokalen und allgemeinen Infektionen des Körpers, andererseits auch als Folgeerscheinung von Rheuma, Syphilis und Tuberkulose. Sie führt zu schweren Sehstörungen oder zum Verlust des Sehvermögens. Tückisch ist, dass die Erkrankung kaum Schmerzen verursacht. Typisch für das Krankheitsbild sind jedoch Trübungen, Gesichtsfeldausfall und lästiges Flimmern vor den Augen.

Erkrankungen der Netzhaut

Zur Netzhautablösung kommt es am häufigsten im fortgeschrittenen Alter. Bei diesem Krankheitsbild löst sich die Netzhaut von der Aderhaut ab. Die ersten Anzeichen können, müssen aber nicht sein: schleierartige Trübungen, Blitze und Lichterscheinungen, besonders im Dunkeln bei Augenbewegungen. Bei größeren Ablösungen hat der Erkrankte das Gefühl, es sei eine Wolke vor seinen Augen herabgesunken. Eine Netzhautablösung lässt sich nur operativ behandeln.

Netzhautentzündung und Gefäßveränderungen an der Netzhaut sind nur Teilerscheinungen anderer Erkrankungen. Chronische Infektionen wie Syphilis, Tuberkulose, Nierenentzündungen, Diabetes mellitus sind oft die Ursache. Die Beschwerden sind Flimmern und Funkensehen vor den Augen sowie schwere Sehstörungen.

Ablösungen der Netzhaut, Verletzungsfolgen, schwere Stellungsfehler der Augen sowie die gefürchteten Erkrankungen grüner und grauer Star werden heute mit guten Erfolgsaussichten operativ behandelt.

Sehnerventzündung

Die Sehnerventzündung steht immer mit anderen Erkrankungen in engem Zusammenhang. Sie kann sowohl den Sehnervenkopf am blinden Fleck des Auges als auch den gesamten Sehnerv befallen. Als Ursachen kommen in Frage: eine Aderhautentzündung, Nebenhöhlenerkrankungen, Syphilis, Infektionsherde bei chronisch entzündeten Mandeln, Vergiftungen und multiple Sklerose.

Erkrankungen der Linse

Die bekanntesten Erkrankungen der Linse sind die so genannten »Star-Erkrankungen«. Die häufigste ist der graue Star oder Altersstar, der durch eine massive Trübung der Linse gekennzeichnet ist.

Der graue Star kann operativ behandelt werden. Im Anfangsstadium kann man allerdings auch versuchen, ein Fortschreiten der Erkrankung mit Augentropfen und einer konservativen Therapie hinauszuzögern.

■ Grauer Star

Der graue Star (Katarakt) ist eine Erkrankung der Linse. Diese trübt sich, meist durch Stoffwechselablagerungen, und erscheint infolge der Trübung grau. Durch die Trübung wird die Sehstärke herabgesetzt, manchmal sogar aufgehoben, die Patienten können jedoch zwischen hell und dunkel unterscheiden.

Der graue Star kann auch angeboren sein. Oft fällt den Eltern das schlechte Sehen des Kindes erst relativ spät auf, zumal häufig nur ein Auge erkrankt. Wenn Eltern feststellen, dass ihr Kind schlecht sieht, sollten sie es sofort fachärztlich untersuchen lassen.

Stoffwechselkrankheiten wie Diabetes mellitus sowie Verletzungen und Vergiftungen können ebenfalls zur Linsentrübung führen. Die Ursachen sind nicht in allen Fällen eindeutig zu diagnostizieren.

■ Grüner Star

Der grüne Star (Glaukom) ist eine schwere Erkrankung des Auges, die auf einer krankhaften Steigerung des Augeninnendrucks beruht. Es gibt verschiedene Formen des Glaukoms und unterschiedliche Ursachen, die dazu führen, dass der Augeninnendruck vorübergehend oder auch längerfristig gesteigert wird.

Der am weitesten verbreitete, der primäre grüne Star entsteht ohne vorherige Erkrankungen am gesunden Auge. Er tritt meist nach dem vierzigsten Lebensjahr auf.

➤ Beim chronischen Verlauf zeigen sich keine auffälligen Erscheinungen. Symptome, die Sie allenfalls bemerken können, sind Regenbogenfarben, die vor Ihrem Auge auftreten, wenn Sie in das Licht einer Lampe blicken. Außerdem ist die Sehschärfe oft herabgesetzt, und Sie fühlen einen leichten Augendruck.

➤ Das plötzliche Auftreten des grünen Stars beginnt mit starken Kopfschmerzen über dem erkrankten Auge, die sogar mit Erbrechen einhergehen können und an eine Migräne erinnern. Erkennungsmerkmale sind: Stauungsgefühl im Auge, Rötung, schleierartige Trübung der Hornhaut sowie eine erweiterte und verzogene Pupille. Das Auge leuchtet leicht grünlich (daher der

Der Anfall kann über Stunden bis zu ein paar Tagen anhalten und tritt besonders nach dem Genuss von Bohnenkaffee auf. Auslöser sind oft Stress, körperliche und geistige Überanstrengungen.

Name) und erscheint durch den erhöhten Augendruck stein-hart.

■ Behandlung des grünen Stars

Da ein akuter Anfall das Sehvermögen schwer schädigen kann, muss der Betroffene sofort, sei es auch nur auf Verdacht, in augenärztliche Behandlung. Mit Medikamenten wird der Arzt versuchen, den Augendruck herabzusetzen. Wenn das nicht gelingt, wird eine Operation notwendig.

Ergänzende Therapievorschläge sind eine gesunde Lebensweise mit der Umstellung auf frische Rohkost und leichte Wasseran-wendungen. Kalte Augen- und Gesichtsgüsse, körperliche und geistige Überanstrengung, Stress, Kaffee, Nikotin und Alkohol sind strengstens verboten.

Es wäre unseriös zu behaupten, dass Augenerkrankungen wie der grüne und der graue Star durch einige Übungen oder eine pas-sende Diät beseitigt werden können. Aber es gibt selbst in diesen schweren Fällen Beispiele, in denen jemand durch Arbeit an sich selbst die Krankheit mildern konnte. Wenn Sie sich das alleine nicht zutrauen, wenden Sie sich an einen erfahrenen Sehthera-peuten.

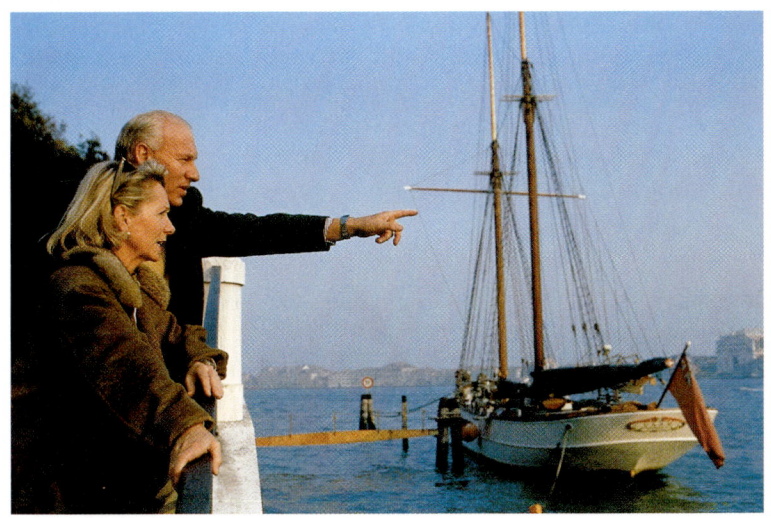

Eine gesunde Lebens-weise kann eine be-reits ausgebrochene Krankheit nur in den seltensten Fällen lin-dern oder sogar heilen. Zur Vorbeugung auch von Augenerkrankun-gen lässt sich jedoch kaum eine bessere Empfehlung geben.

Über dieses Buch

Impressum

Es ist nicht gestattet, Abbildungen und Texte dieses Buches zu digitalisieren, auf PCs oder CDs zu speichern oder auf PCs/Computern zu verändern oder einzeln oder zusammen mit anderen Bildvorlagen/ Texten zu manipulieren, es sei denn mit schriftlicher Genehmigung des Verlages.

Weltbild Buchverlag
© 1999 Weltbild Verlag GmbH, Augsburg
Alle Rechte vorbehalten

Redaktion:
Gesa Gunturu
Bildredaktion:
Susanne Allende
Umschlag:
Lydia Koch, Augsburg
Layout:
Fischer's DTP-Studio, München
DTP/Satz:
satz & repro Grieb, München
Reproduktion:
Repro Ludwig, Zell a. See
Druck und Bindung:
Offizin Andersen Nexö – ein Betrieb der INTERDRUCK Graphischer Großbetrieb GmbH, Leipzig

Gedruckt auf chlorfrei gebleichtem Papier

Printed in Germany

ISBN 3-89604-411-7

Die Autorin des Buches

Verena Zemme studierte Deutsch, Geschichte und Wirtschaftsgeographie. Sie arbeitete in verschiedenen Verlagen als Lektorin, bevor sie 1988 ihre Arbeit als Gesundheitsredakteurin begann. Seither betreut sie vor allem Bücher, die sich mit den unterschiedlichsten Themen aus den Bereichen Naturheilkunde und Lebenshilfe auseinander setzen.

Haftungsausschluss

Die Inhalte dieses Buches sind sorgfältig recherchiert und erarbeitet worden. Dennoch können weder die Autorin noch der Verlag für die Angaben in diesem Buch eine Haftung übernehmen.

Bildnachweis

AKG Archiv für Kunst und Geschichte GmbH, Berlin: 34 (Kandinsky); Das Magische Auge III (Baccei), Copyright für die deutsche Ausgabe: arsEditon GmbH, München 1994: 52; Bavaria Bildagentur GmbH & Co. KG, Gauting/München: 2 (VCL), 43 (TCL), 51 (VCL); Image Bank Bildagentur GmbH, München: 4 (Silva), 5 (Colbert), 7 (Devenney), 10 (Silva), 20 (Jacobs r.o., Plessel l.u.), 21 (Kieffer), 38 (Stirling), 45 (Color Day), 60 (Lambert), 81 (de Lossy), 96 (de Lossy), 111 (Crocker), 125 (de Lossy); Focus Photo- und Presse Agentur GmbH, Hamburg: 56 (BioPhoto Ass./Photo Researchers, Inc.); Mauritius Die Bildagentur GmbH, Mittenwald: 32 (Nill), 36 (ACE), 73 (Thonig), 89 (Thonig), 106 (Sun Star), 109 (ACE), 115 (Jiri), 122 (SST); Inge Melzer, Friedrichshafen: 41; PhotoDisc, Seattle/Hamburg: 16; Premium. Stock Photography GmbH, Düsseldorf: 64 (Stock Image); Tony Stone Associates GmbH, München: 24 (Berger), 54 (Kaluzny/Thaicher), 101 (Mackechniel), 102 (Correz); Studio für Illustration und Fotografie Sascha Wuillemet: 23, 27, 31, 33, 70, 86, 116; Heidi Velten, Isny: 77.

Literatur

Benjamin, Harry: Ohne Brille bis ins hohe Alter. Hermann Bauer Verlag. Freiburg, 1998
Douglas, Theodor: Bessere Augen durch Sehschulung. Heinrich Schwab Verlag. Argenbühl, 1979
Selby, John: Das Gesundheitsbuch für die Augen. Scherz Verlag. München 1989

Stichwortverzeichnis

Stichwortverzeichnis